U0098303

獻給每一位因糖分攝取過量而失去健康的人。

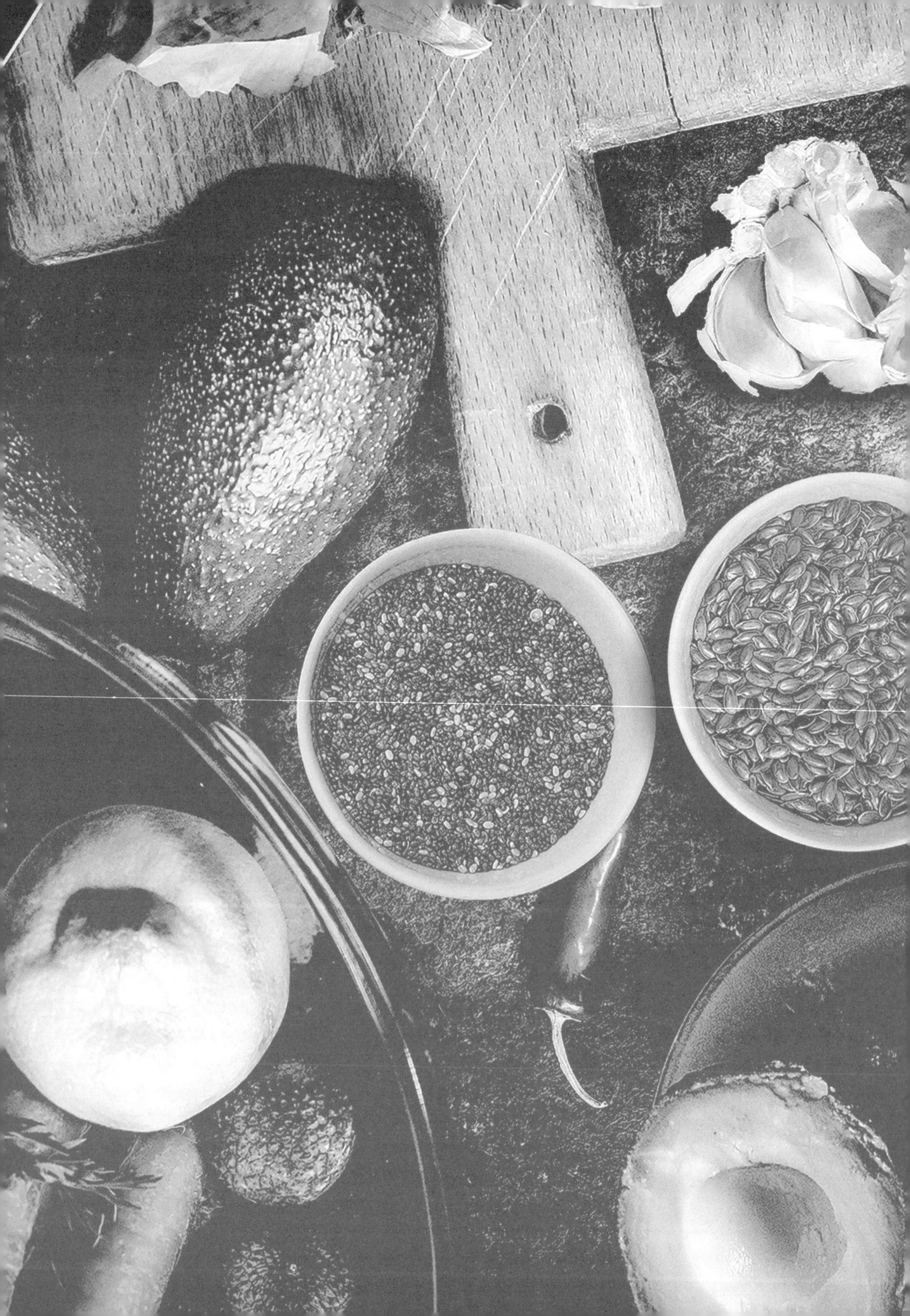

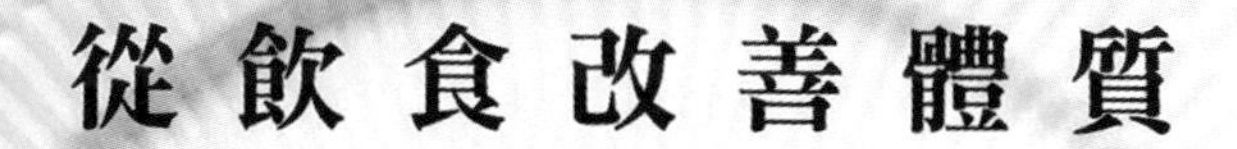

從飲食改善體質

生酮飲食

FIRST STEPS 2 KETO：Getting started with a ketogenic lifestyle

擺脫脂肪、糖尿病、慢性病、
高血壓、癌症……

伊安・普拉瑟 Ian R. Prather
吉姆・威勒斯 Jim Withers —合著
朱耘—譯

致謝

特別感謝帕諾瑪（Panoma Press）出版公司的每一位成員，尤其是敏蒂 · 吉本斯－克萊（Mindy Gibbins-Klein）及愛瑪 · 賀伯特（Emma Herbert）；她們在我們寫作、編輯、設計和行銷的過程中，一路殷切不懈地引導我們。也感謝她們發掘出我們渴望傳達的訊息中所蘊藏的價值，並協助實現我們的願景。

我們也感謝安迪 · 拉茲里斯（Andy Lazris）醫生提供資料並同意我們引述這些極其寶貴的資訊。還有提供我們重要資料的每個人，感謝他們同意我們加以運用，促成這本書的完成。

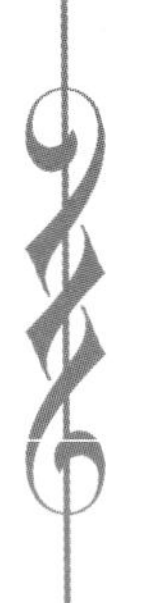

我們也要感謝眾多醫生和醫療專業人士；他們在正統的教育系統之外自發鑽研和學習，而他們所發現的，是所謂正統教育中無法提供的資訊。你們讓我們看到，我們也應該要為自己做主。我們十分感激從你們身上學到的一切，也會持續向你們學習。

我們還想感謝願意花時間閱讀本書並給予珍貴反饋的所有人。我們非常珍視他們，也感激他們付出時間讓此書變得更好。我們也感謝我們的臉書粉絲團團員們願意相信我們傳達的訊息，並和我們一同成長。

吉姆想謝謝他的妻子譚美（Tammy）和家人們給予支持。伊安想感謝他的妻子貝西（Betsy），她花費無數時間檢閱及編輯本書，而她的付出更確保我們在最後期限內完成了整本書！

目錄

CHAPTER

1

每個人都曾因健康問題痛失親友

弗瑞德 · 普拉瑟（Fred R. Prather）在 1950 與 60 年代間正值青春年少，當時他是個運動員。高中一畢業，他就跟中學時期的女友結婚。他們的第一個孩子伊安在 1968 年 12 月出生，兩個女兒也在隨後 3 年間相繼出生。

弗瑞德就如那個年代的很多美國人一般，打從年輕時便開始抽煙。當時普遍認為這樣的行為很酷。往後的數十年間，也就是在發生向香菸製造公司索賠高達數十億鉅款的訴訟案之前，製造商都堅稱香菸很安全，不會危害健康，也不會上癮。

這些公司肯定知道香菸對人們健康的害處，也確知尼古丁會讓人上癮。一旦你愛上抽煙，他們就得到一個忠實顧客，直到香菸害你喪命。我們在很多產業都看到同樣的行為重演，這些產業的其中之一便是糖業。

弗瑞德愛喝汽水，而且是全糖的汽水。事實上，他一天要喝上 10 到 12 罐。他開了一家冷氣公司，常駕著貨車到處跑，而一堆汽水鋁罐在車子裡滾來滾去的景象，總被人拿來打趣。弗瑞德也愛吃 Twinkies 奶油夾心海綿蛋糕、雪球蛋糕（Snowballs）、小黛比牌（Little Debbie）的各種甜食，而且他很愛去得來速買速食吃。

弗瑞德是普拉瑟冷氣公司（Prather Air Conditioning Company）的老闆。他體重過重、壓力過大，時常在悶熱的閣樓工作一整天。天還沒亮他就出門上班，到晚上太陽下山後還在工作。弗瑞德有絕佳的幽默感和喜感，常令眾人忍不住捧腹大笑。他深受員工喜愛，他們也愛跟他共事。弗瑞德只是個尋常的美國人，獨力創業，養家活口，飲食方式也跟當時的許多人一樣。要說他對糖分與尼古丁上癮，一點也不誇張。

才 32 歲，弗瑞德 · 羅伯 · 普拉瑟就第一次心臟病發，被他太太蘇（Sue）送到急診室。我可以很肯定的說，他那時甚至壓根兒不想去醫院。蘇先留他在醫院入口，然後去停車。當她衝進急診室，原以為會看到醫護人員匆忙搶救他的性命，沒想到卻看到弗瑞德站在櫃檯前填保險單。蘇馬上一把拽住弗瑞德，將他推進急診室的門，一邊大喊，「這個人心臟病發了！」

這下引起所有人的注意。大家立即採取行動，才得以保住弗瑞德的性命。之後甚至發現他在填保險單時，脈搏和血壓就已經弱到量不出來了。弗瑞德從醫療專業人士所謂的「年輕煙槍型心肌梗塞」存活了下來；他住院好長一段日子，甚至得在颶風來襲前，從我們城鎮所在的德州墨西哥灣沿岸地區撤到休士頓。

醫生告訴弗瑞德與蘇，經營公司讓他承受了太大的壓力，也叮囑弗瑞德，如果再不戒煙、減重，並停止攝取如此過量的糖分，命就不保了。蘇對醫囑極為認真看待，於是開始為弗瑞德準備健康的餐食。她改用代鹽，參考有益心臟的餐點食譜，盡她的本分幫弗瑞德改變習慣。

之後弗瑞德又多活了 4 年。

弗瑞德後來的確找了個合夥人共同經營公司，以減輕自己的壓力。我是不曉得這樣做有沒有用，但身為他兒子的我所知道的是，在他身故前一年，他帶著當時 13 歲的我，到德州中部某家石油公司的一塊出租土地獵鹿。他的一位好友是那家石油公司的高層主管，邀我們父子一同去打獵。

我們都還沒駛離我家社區，他就把車停在我們看到的第一家便利商店前。他要我在車裡等，回來時口袋裡塞著一包煙，然後扔了一袋口嚼煙草（我媽媽嚴禁我用）在我大腿上。爸爸直視我的雙眼，手指指著我說，「你可別告訴你媽我抽煙。」我沒說。

即便我曾無意間聽到母親告訴她親戚朋友每一樁事，我還是沒跟她打小報告。儘管很怕有天會失去我崇拜至極的爸爸，我依然一個字也沒說。

一年後，我爸爸又要回同一塊租地獵鹿。我求他帶我一起去，但他簡短的回答，這次只讓成年人參加。他說，「下回吧，兒子，我保證。」我記得自己哭著看他出門。

我爸爸沒能回家。第二次心臟病發讓我媽媽成了寡婦。弗瑞德 ・ 羅伯 ・ 普拉瑟死於 1983 年 11 月，得年 36 歲。「下回」，永遠等不到了。

雖然我現在 50 歲了，心情仍難以平復。最令我難過的是，從那時起，我便為了他的過世怪罪自己好多年；我怪自己沒跟我媽打小報告。我記得很清楚，在他生命最後一年的某天晚餐時，我爸爸怒氣沖沖的對我媽媽說：「蘇，我真不懂你幹嘛費這麼大勁煮這些有益健康的菜，反正我只要一出這個家門，我就會停在我看到的第一家店前，替自己買些奶油夾心海綿蛋糕和一罐可樂。」我記得我媽媽回了些話，話裡的意思是說，「既然這樣，弗瑞德，如果你死了，可不是因為我沒想盡辦法保住你的命。」

儘管醫生已經明確告知他，若再不改變飲食習慣、減重跟戒煙，會有什麼後果。而醫生告知他的，最後也的確發生了。這些東西令人上癮的力量之強，即便醫生告訴他箇中實情，他也不能、不願、也不會戒掉。

弗瑞德・羅伯・普拉瑟於 1983 年 11 月在德州水牛城（Buffalo, Texas）過世，就在他的兒子剛上中學時。

跟寫下並再次回顧這些痛苦回憶同樣艱難的是，請稍微花點時間，回想一下你一生中失去的親朋好友，還有他們曾為自己的身體健康做過什麼樣的決定。想想肥胖、糖尿病和心臟疾病奪走了多少你心愛的人、朋友、家人、同事，和合作夥伴。

要寫這本書，我們就沒辦法不提到這些曾對你十分重要，後來卻因不當選擇導致嚴重身體狀況而過世的人們。糟糕的是，那些大公司混淆和操弄大眾、政府、醫界，讓人誤信他們的產品安全無虞。

吉姆曾親身經歷他最喜愛的兩個伯叔因糖尿病導致的併發症逝世。其中一位在截去一條腿後過世，另一位在拒絕截肢後過世。結果並無二致。吉姆深愛的這兩個重要的人都永遠離開了。選擇吃超高糖分食物的日常飲食，導致這兩人無法控制好他們的血糖。

他們的血糖值愈來愈糟糕，最後連胰島素等一切藥物都沒效。吉姆親眼看著他最愛的這兩個伯叔痛苦的死去。以下是關於吉姆經歷的更多敘述：

我的祖父在 1930 年代從北卡羅萊納州移居到奧克拉荷馬州，就跟當時全國大多數人為了尋找工作機會而到處遷徙一樣。他們全家在果園摘水果，晚上則在路旁紮營而睡。他的 4 個兒子就是在如此的環境中長大，而他們每一個都想逃離這種生活。艾倫（Alan）伯伯後來自願加入美國陸軍，被派往越南。他返鄉後，艾倫伯伯對他在那裡的經歷一字不提。後來大家才逐漸明白，他已經變了個人。

艾倫伯伯是吉姆小時候遇到第一個會對他平等看待的成年人。艾倫伯伯的眼睛常會露出淘氣的光芒，臉上常掛著具感染力的咧嘴微笑，手中也常握著一罐啤酒。在當時，這似乎是應對戰爭恐怖記憶的少數幾種方式之一。即便今日，我們仍持續見到如此狀況。我們稱它為創傷後壓力症候群（PTSD）。

後來艾倫伯伯因酒後駕車進監獄服刑超過 10 年。等他快 60 歲到 60 出頭的那些年時，他才獲得協助，得以處理戰爭造成的心理問題。但到了那時，標準美式日常飲食和終日離不開啤酒的習慣，已經把他的健康搞垮了，身體狀況甚至糟到他不得不坐輪椅。

2017 年，艾倫伯伯從輪椅上摔下來，造成右腿一道很深的傷口。

他的個性固執，始終拒絕接受治療，直到感染使細菌進入血液，造成發燒伴隨神智不清。住進醫院後，艾倫伯伯拒絕讓醫生截去他的一條腿。

吉姆連著 3 天都去探望他最愛的艾倫伯伯，同時祈禱他會醒來。吉姆想讓他知道自己有多愛他，但艾倫伯伯未能恢復意識，最後因為第二型糖尿病併發症在醫院病床上病逝。他死於個人飲食選擇所導致的疾病，而這原本是可以避免的。

在聽到這類經歷時，應該會希望我們能從那些人的輕忽中學得教訓，看出他們的錯誤，並持續為自己的健康做更好的選擇。但事實**並非**如此。結果我們還是跟那些人一樣，走上最終造成肥胖和糖尿病的老路，選擇吃類似的食物，並導致同樣的結果。

吉姆在第一次心臟病發時被救了回來。而伊安從 21 歲起，便每年胖 1.36 公斤，到了 45 歲，他已重達 113 公斤。公司新來的一位醫生用工作不保來威脅他，他才嚇得去搜尋更有用的資訊，著手做些改變。

所謂好漢的美德，或許正如吉姆傳神的說法：「好漢和小人只有一個差別，那就是好漢跌倒了會再爬起來。」伊安和吉姆都決定起而行動。無論如何也不知怎麼的，我們再爬起來了。在一時之間的絕望恐懼中，我們敞開了心胸，接納更有用的資訊。為何會這樣？我們倆都沒有很確切的答案。

吉姆因為糖尿病症候群切除了右腳的大部分。很多人可能會就此變得憤世嫉俗，但如今吉姆會告訴你，失去大部分右腳是他此生遇到最棒的事。

或許當我們在搜尋時願意敞開心胸，就能找到更有用的資訊。雖然我們不見得確定，但都同意，根據我們如今所知，能百分之百相信那些親人的過世是可以避免的。從我們過去以來做過的功課和學習，足以讓我們確信，那些造成如此不幸的企業或個人，之所以沒有關門大吉或坐牢的唯一理由，就是他們是以非常緩慢的方式致人於死。倘若過程快一點，或許就構成犯罪。

事實上，我們之所以失去一些自己深愛的人，甚至本身也差點病死，是因為我們選擇的日常飲食導致的。而大多數醫生對於病症的處理方式就只是開藥。沒能針對這類膳食失衡性疾病的根源來處理，正是它們緩慢致人於死的原因。我們稱此為糖業的背後動機。

政府一直從這個規模龐大的產業中獲得高額稅收，而這些大企業持續控制醫學院和他們的教學內容。進入這個現代體系的醫生們從大藥廠內建的一套酬庸制度取得回扣和報酬，對於因政府宣導的飲食方式所導致的症候群，就只是持續開藥處理。這個巨輪不斷的循環轉動，一般大眾則被碾壓犧牲。但我們兩個普通人希望改變這點，慢慢的一次改變一個人。

第二型糖尿病與胰島素

糖尿病有兩種類型——第一型與第二型，我們不能忽略確實有些人的胰臟就是無法分泌胰島素或是分泌不足；屬於第一型糖尿病的患者必須注射胰島素來控制血糖。儘管第一型糖尿病的成因並非病人本身造成的，但他們終生都需要依賴胰島素，除非胰臟再生方面有所進展，或出現重大的科技發明。

我們認為，絕大部分人之所以罹患第二型糖尿病，是**日常飲食的選擇**所導致。由於糖分與碳水化合物的攝取不斷增加，造成體內相關系統無法正常運作，最後導致血糖的調控愈來愈差（血糖數值就像雲霄飛車上上下下）。除非是其他某種狀況造成胰臟無法製造足夠的胰島素來控制血糖，否則日常飲食的選擇就是導致第二型糖尿病的原因。

本書的討論重點並非否定其他可能性的存在，而是著重在我們親自配合的絕大多數人，並引介生酮生活及我們所看到的成果。

我們認為，注射胰島素正是一個光靠藥物治療膳食失衡性疾病，卻不去處理問題根源的例子，而那個問題根源就是糖分的攝取過量。根據親身經歷，我們相信，第二型糖尿病患者選擇開始注射胰島素，而非停止糖分攝取量的持續增加，只會讓問題更嚴重。這就像發生森林大火時不去設法滅火，反而提油救火一樣。

不幸的是，這卻是目前醫界建議的治療方法。一開始的藥物如美福敏（Metformin），接著是格力匹來（Glipizide），最終是胰島素注射，都是醫生開給患者的血糖控制處方。

若先不論非因糖分攝取過量導致胰臟機能不斷衰退的例子，那麼我們就能斷定，一直過量攝取糖分的**日常飲食選擇**，正是血糖無法控制的原因。這是膳食失衡性疾病的病因。

受到第二型糖尿病症候群困擾的患者們，應該立即改掉吃進過量糖分的日常飲食選擇，是再明顯不過的事實，但為何政府或關切糖尿病問題的重要協會都沒能指出來？

若一個人的血糖失去控制，**就該停止把糖分吃進自己的體內**。

{ 胰島素的作用 }

在 2017 年，胰島素的市場規模高達 420 億美元，預估到 2023 年將成長 8.8%，而北美總計占此一總額的 39.2%。這點清楚呈現了我們美國人習慣的標準美式日常飲食，對我們的危害比世界其他地區更甚。

在美國，被診斷出罹患第二型糖尿病的人數，多於世界大部分國家。美國人攝取較多的糖分，糖尿病患者也較多。也有其他國家的人採取我們的飲食方式，而他們糖尿病患人數的增長正快速趕上我們。

我們只需問，「標準美式日常飲食為我們帶來何種好處？」真相是，它從沒替美國人帶來什麼好處，而且對於長期採用這種飲食方式的任何人、任何群體或國家，都造成相同的後果。

全球糖尿病患者的人數正急速增加，從 1980 年的 **1 億 8 百萬人**，增加到 2014 年的 **4 億 2 千 2 百萬人**，到 2035 年，預計將增加到 **5 億 9 千 2 百萬人**。國際糖尿病聯合會（International Diabetes Federation）指出，2017 年全球有高達 **4 億 2 千 5 百萬人**罹患糖尿病，預計到 2045 年人數將增加到 **6 億 2 千 9 百萬人**。

各大藥廠自然因應此情勢，推出愈來愈多種胰島素筆針並取得許可；這類工具讓注射胰島素變得十分容易且幾乎無痛，也更為簡化整個過程。真方便，是吧？

糖分及碳水化合物攝取過量的問題是導致這一切的根源，但似乎沒人有興趣處理它，尤其是在除了美國以外的其他國家，人們的糖分攝取量正快速增加到跟我們美國人差不多，也導致了肥胖、心臟疾病、及第二型糖尿病等完全相同的後果。對於這個全球危機，不真正從問題根源著手，是沒有任何助益的。

以下是一項驚人的數據：

在所有糖尿病患者當中，**第一型糖尿病**患者只佔 **5%**。這表示有 **95%** 的糖尿病患者是因為他們選擇吃下的每日飲食，導致自己罹患**第二型糖尿病**。政府、食品業者、大藥廠和大多數醫療機構似乎挺情願繼續使用美福敏、格力匹來，及最終的胰島素等處方藥物來控制血糖。

為何他們不告訴廣大群眾停止把那麼多糖分吃進體內？答案就是**錢**。看來似乎沒人願意挺身而出，反對這種體制。

我們曾非常坦承的自問，區區兩個普通人，要如何站出來對抗這個涉及政府、大藥廠、食品業者和教育制度，並已沿襲數十多年的體制？更別說還有媒體大量推出並重複某些極其荒謬的生酮飲食報導。

一般大眾依舊被這個體制混淆和操縱；他們不曉得該相信誰。健康和飲食議題早已變得像政治之類的話題，不斷重複著謊言，直到它變成「事實」，但受苦的是大眾。我們唯一的渴望，是持續分享我們的真話，並且慢慢的一次改變一個人。

要寫這樣一本涉及此類議題的書，又不能聽起來像兩個傢伙在囉唆一堆陰謀論，並不是一件簡單的任務。我們想做的是跟讀者分享在健康方面的親身體驗，以及至今在其他跟隨我們做法的許多人身上一再顯現的真實狀況。當他們決定將糖分攝取盡量減少，生活與健康就如我們一樣全改善了。他們也都選擇了以生酮飲食做為日常飲食的方式。生酮飲食？它究竟是什麼？

生酮飲食是將吃進去的糖分（碳水化合物）大幅減少的方法，它倡導的是適量攝取蛋白質及較多的好脂肪，就如幾百年前我們的祖先在糖業開始大量生產糖之前的平日飲食般。後來糖的大量生產造成價格下降，使得糖業能開始提供更便宜的糖給更多人。在人類歷史中的這一小段時期，糖分的平均攝取量逐漸增加到人體無法處理的程度。體內系統開始失控，而醫界也開始開藥給患者來控制血糖。

早在 2500 年前的文獻中，便記載了以禁食來治療癲癇的方法，生酮飲食法便是模仿禁食促使體內製造酮體的效果。人體的運作本來就能用酮體做為細胞的能量，也可以用葡萄糖，或稱做糖分，當燃料。我們的身體天生就能以這種混合方式運作。

當體內脂肪釋放到血液裡，它會經過肝臟的處理，將脂肪酸轉化成 3 種不同的酮體：BHB（β －羥基丁酸 Beta-Hydroxybutyric acid）、乙醯醋酸（Acetoacetate，AcAc）和丙酮（Acetone）。這些酮體被釋放到血液中，進入人體細胞以製造能量，就如葡萄糖的作用一樣，不過酮體甚至能通過血液和人腦的屏障。

目前已有報導提出生酮飲食法的一些好處：

* 體重減輕
* 食慾得到控制
* 酮體的神經保護作用能促進專注力、精神清晰度及認知能力
* 精力變好
* 透過糖分攝取量的大幅減少，有效減輕第二型糖尿病症候群
* 降低血壓
* 強效的抗發炎作用

雖然我們已看到盡量減少糖分攝取量，在我們以及跟我們配合的人們身上產生多大改變，但同時也得提醒凡有慢性病問題或因血壓、血糖

或其他身體問題正在服用處方藥的人，務必要跟醫生配合並更密切監控那些問題。

幾年以來，生酮飲食法已成了廣受關注的議題。打從 1970 年代，低碳水化合物飲食的熱潮就曾風行一時，但從沒有像生酮飲食法般引起大眾如此高昂的興趣，並維持了相當長的時間。我們認為，我們正面臨一個重大轉折點：要瞭解的不只是究竟什麼是生酮飲食，也包括美國主流大眾及世界其他國家的人是要去警覺到糖業的背後動機歷年來推動的進展，還是絕大多數人寧可去適應打胰島素筆針的日子，好讓自己能繼續放縱食慾。

在媒體與政治人物們關切全球暖化及其他許多議題的同時，我們堅信，現在扭轉一般人攝取極大量糖分的狀況，才是唯一最能實際預見成效的議題，因為它會**立即**對數百萬人的健康安好產生影響。

我們每年耗費驚人的金額在控制血糖的裝備及藥物上，或是為了因吃進太多糖分導致的肥胖、心臟及其他健康問題支付費用，但其實這些錢可以更好的運用在改善我們生活的這個世界。

CHAPTER 2

為自己的健康負責：開始你的美好人生永不嫌遲！

我們兩人決定合寫這本書，並跟讀者分享我們的個人經驗。即便吉姆住在加州，伊安住在德州，但運用科技就能讓我們一起工作，共同寫出此刻你正在閱讀的這本書。基於簡便，也考量到讀者，本書以下各章主要都以「我們」來表述，必要時再使用各自的名字。

我們希望盡力讓你瞭解我們是什麼樣的人。我們真的十分渴望分享我們學到及實際執行的一些簡單步驟，這些或許能大大改善你的生活及健康。想知道生酮生活是否適合你，唯一的辦法是非常誠實的檢視自己。

我們希望你知道，我們兩人並非擁有高學歷的營養師，也不是醫生。我們不開藥，也不會宣稱有辦法治療任何病症。我們倆在剛開始各自的生酮飲食歷程時，都曾有人把我們當笨蛋似地用以上對下的態度勸說和對待我們，於是我們下定決心絕不這樣對待別人。我們決定要打造某個在我們剛開始時曾希望它早已存在的社群。

我們只是兩個尋常人，以往吃的向來是標準美式飲食，就如政府、食品業者和大藥廠所宣導的，結果卻差點害死自己。這樣吃不會一下子就致人於死，而是慢慢的經過好幾年。我們變得愈來愈胖，愈來愈不健康，接下來便得到第二型糖尿病這樣嚇人的大禮。以下是我們的一些經歷，可幫助你瞭解我們，以及我們體驗過的生活。

{ 吉姆・威勒斯（Jim Withers） }

吉姆直到因糖尿病的一個症狀失去他的大部分右腳，想法和心態才有所改變。吉姆罹患糖尿病 10 年了，一直依賴胰島素、格力匹來、和美福敏來控制血糖，但依然無法將血糖值壓到 300 以下。吉姆的醫生告訴他，他恐怕得一輩子服用這些藥物，因為第二型糖尿病是一種終生擺脫不掉的慢性病。

差不多在兩年前，有天吉姆的小狗跑出家門。他在追狗時不小心踩到石頭受傷，右腳底的傷口感染，但由於糖尿病，傷口始終無法癒合，結果吉姆在醫院住了 3 天。然而感染已從腳底一路蔓延到腳面，醫生只得清除感染的部位，試著挽救那隻腳。

這樣的處置讓吉姆無法自由走動，只得困坐椅子上 6 個月。之後醫生發現感染已侵入腳骨，便先切除兩隻腳趾來試著阻止感染蔓延。這個手術讓吉姆又在椅子上多困了 6 個月。

這些手術改變了吉姆腳底的磨損狀況，因而導致糖尿病足潰爛，後來不得不切除他的右腳前端，使得吉姆又再困坐椅子上 6 個月。

困坐椅子上前後共 18 個月，有很多時間思考。這給了吉姆充足的時間盤點自己的人生。他仔細思量了是什麼造成自己落到如此處境，也想到糖尿病致使他失去兩個伯叔，而且他父親也罹患糖尿病近 20 年。糖尿病是遺傳的嗎？

年輕時，吉姆想吃什麼就吃什麼，對身體沒有影響，體重也一直維持在 72.5 公斤上下。在海軍服役時，他每天吃的是海軍提供的伙食，也相信膳食金字塔的飲食法，因為海軍的伙食就是遵循一定比例配置的蛋白質、蔬菜、碳水化合物、水果，當然還加上甜點。

在 25 到近 30 歲時，他的體重增加了 18 公斤，但看起來仍體態適中，所有人也說他需要多長點肉。在海軍服役的 10 年間，吉姆持續發胖，直到超重 9 公斤。此時吉姆已年過 30。

上級命令他做更多操練，並開始每天吃標準的低脂膳食，不僅監督他的飲食份量，還要他每天不可吃零食。他完全照做。

在這段期間，某次吉姆無意間聽到一個不同的說法，就是若一天當中少量進食 6 或 7 回，應該會燒掉較多熱量，加速新陳代謝。接著吉姆便親身測試剛聽聞的這個普遍說法，還有幾個流行一時的飲食法，結果幾年下來，他的體重就像溜溜球般上上下下。

35 歲時，吉姆已超重 27 公斤。等到他從海軍退役，便被診斷出罹患第二型糖尿病。榮民醫院開了美福敏藥片來幫助他控制血糖。隨著時間過去，吉姆的體重又多了一點，得增加藥量來控制糖尿病。下一步是去看榮民醫院的營養師；對方要他遵照美國糖尿病協會的指引調整日常飲食。然而吉姆的體重還是持續增加，並且需要加重藥量，於是榮民醫院的醫生開始在美福敏之外，又多開了格力匹來之類的別種藥物。

到吉姆快 50 歲時，榮民醫院的醫生開了胰島素，並要他用血糖儀監控血糖。他仍在採用美國糖尿病協會建議的飲食方式，也遵照指示去看內分泌專科醫生。醫生開了短效型胰島素給他，之後是長效型胰島素，以更有效控制他的血糖。如此狀況讓人看到這種疾病的確是「漸進」及「終生持續」的。

儘管使用這些處方藥，吉姆的血糖還是完全失控。它會像雲霄飛車般，從衝到高達 300 多，掉到只剩 30 多或 40 多，必須馬上補充糖分來提高。吉姆的健康狀況惡化到無時無刻都覺得不舒服。他已經完全放棄節食，也覺得自己無論做什麼，似乎都不見改善。他開始屈服於強烈的口欲衝動，大吃高糖和澱粉類食物。到了 52 歲，吉姆的腳開始出現糖尿病足潰爛，時常生病。

不久後，吉姆便需要服用降血壓藥，還經歷了一次心臟病發。這個當下，就在他跑到路上追狗和心臟病發後沒多久，他真懷疑自己是否還能僥倖活下去。

在被困在椅子上 18 個月，一邊思考那段期間發生的一切後，吉姆開始領悟到他之前接收到有關維護健康的「說法」是錯誤的。雖然他遵照醫生給他的所有建議，但他意識到自己所做的一切毫無成效。吉姆打從心底明白，若再不做些改變，他就會沒命。

他開始敞開心胸去接觸更合適的不同資訊，並透過朋友羅伯 ‧ 夏皮洛（Robert Shapiro）醫生的介紹，認識了生酮生活。這個引介全面改變了吉姆的生活，也讓他豁然發現一種他過去從沒聽說過的全新飲食法。吉姆開始自己做功課，自己做主，學習對他有用的東西。事實上，他這麼多年來第一次對人生充滿興味。

誰知道倘若沒人跟吉姆引介生酮生活，他會變成什麼樣子？最終他領悟到，他「不曉得自己不知道什麼」。

在跟醫囑、處方、和愈加愈重的藥物共處這麼多年後，他第一次真正做出以前從沒人建議過他的一個改變：**吉姆要停止吃含糖飲食**。

今天回頭去看，這點似乎再清楚明瞭不過了，最棒的是它讓吉姆逐漸明白一個簡單的道理：**糖分是壞東西**。這對吉姆是個簡單也全然真實的宣告。他必須開始把糖分視為毒藥。

吉姆問自己一個之前從沒思考過的問題：如果他的身體無法控制血糖，而醫生開的藥物和藥量雖然一直增加，也還是無法控制他的血糖，那麼他為何還要繼續把無效的東西吃進或打進自己體內？在經過兩三年後，如今吉姆已將糖分及碳水化合物的攝取量大幅減少，也看到以下的轉變。

目前吉姆已**擺脫藥物**了。沒錯，你沒看錯。他不再像以前一樣，需要用超過 30 顆的處方藥，包括美福敏和格力匹來，還有兩種不同類型的胰島素來控制血糖。吉姆的血壓和體重如今恢復正常，而且相當健康。他的日常飲食跟他靠打獵和採集維生的祖先差不多。我們生來就適合生酮飲食，先人也早就採取這種日常飲食方式。現在吉姆比他過去數十年健康多了；當他一戒除糖分與碳水化合物，他的身體便展現驚人的自癒力。

吉姆發現，當他大量減少糖分及碳水化合物的攝取，血糖便逐漸下降，而且飢餓感及想吃東西的衝動也沒那麼強烈。他第一次不是靠胰島素，就能把血糖降下來。

我們建議，正接受任何類型藥物治療的人，應在用藥問題上跟自己的醫生密切配合。當我們減少糖分的攝取，用來控制血糖的藥量也隨之減少，是很合理的。每個人各有不同，而採行生酮飲食是能改變現狀的。

吉姆開始覺得比較舒暢。經過那麼多年身體不適後，意識到狀況好很多的感覺，幾乎像是一種心靈上的覺醒。吉姆的心肯定是甦醒了，並開始蒐集及閱讀他能找到的任何關於生酮生活的資料。

他先實行幾個簡單的步驟，例如把家中誘惑力強的食物清掉、盡量少吃含糖及碳水化合物的飲食、留意他所攝取的脂肪及蛋白質份量。吉姆非常驚訝自己的健康恢復得多快，但他沒想到的是有些人給他的反應相當負面。

即便吉姆的恢復和改變有目共睹，但他仍得忍受別人批評他所選擇的生活方式。想推翻長年來政府、食品業、醫療產業和製藥業不適當的膳食規劃，並不是一件易事。此外，還得應付家人和朋友錯誤的飲食觀念。因此我們之中有人能夠做出日常飲食的必要改變，是很了不起的成就。

吉姆聽過有人批評，若他一直常「吃高脂食物」，就會「死於心肌梗塞」。他周遭的人們說他瘋了。但吉姆打從心底明白，他所做的選擇適合他。他知道必須負起改善個人健康的責任，但他的家人和朋友質疑他採行這種瘋狂的「飲食方式」，長期下來會有什麼影響。「你不是正在吃降血脂和降血壓藥嗎？難道你想害死自己嗎？」

即便吉姆正逐漸痊癒，他仍面對這類質疑。然而耐人尋味的是，在過去的那些年，事實上是在那數十年間，吉姆變得更胖、更不健康、糖尿病更嚴重、使用的處方藥物愈來愈多，卻沒人有什麼意見，只除了醫生給他的標準醫囑，「吉姆，你需要多運動，還有，我又開了另一種處方藥。」

吉姆乖乖遵守他全新的生活方式，彷彿他的生命就靠它維繫。首先看到的成果，是他不再需要依賴慢速作用型胰島素來控制血糖。如今回頭去看，並試著理解為何當初接受這個概念會如此困難，仍會覺得很不可思議。

當吉姆不再攝取糖分，他的身體便開始能夠自行控制血糖，但沒有一個醫生建議過這種飲食法。接下來的 3 個星期後，吉姆便須停用速效型胰島素。倘若他繼續使用，血糖就會一下子掉到非常低，因為他血液裡的糖分已經不再多到需要控制。

我們再次建議，對於這類性質的任何用藥問題，都應跟你的醫生密切配合；吉姆的情況，正是為何必須這麼做的清楚範例。

隨著吉姆持之以恆的實行生酮生活，他發現自己不再需要服用美福敏或格力匹來控制血糖了。自從不再吃高糖食物以後，他的身體便開始逐漸復原，再度妥善運作。隨著血壓漸漸穩定下降，吉姆也停了降血壓藥，以免降得太低。這是他將吃進體內的糖分及碳水化合物份量大幅減少後，不再需要使用的另一種藥。

吉姆向自己和周遭親友示範的正是生酮飲食法，就跟我們祖先的日常飲食一樣，而它是吉姆為了個人健康所做出唯一最好的選擇。

不過他無法理解的是，打從一開始為何都沒人建議過這種不吃高糖與碳水化合物飲食的方法。它似乎是個非常簡單易懂的概念，但在夏皮洛醫生把這種方法引介給他之前，他從來沒想到過。

吉姆不理會他人的負面看法，並打定主意，就讓結果做為他個人健康的決定因素。隨著身體的恢復，吉姆決定為自己的健康做主，並開始深入探究是什麼因素一路導致糖尿病、肥胖、和心臟疾病的全球盛行，以及為何沒人告訴他應該停止把糖分吃進體內。

{ 伊安・普拉瑟（Ian R. Prather） }

伊安向下沉淪的過程跟吉姆非常類似。他在化工業工作了 25 年，一天輪班 12 小時。他的體重每年固定增加 1.4 公斤左右，聽起來不算多，但這是從他 21 歲時的 84 公斤開始向上累積。到了 43 歲，身高 173 公分的伊安已重達 113.5 公斤，T 恤尺寸到 XXXL。

伊安公司的特約醫生是個醫術平庸的鄉下老醫生，對任何狀況都視而不見。伊安在每年的年度健康檢查時總會打趣個一兩次說，也該偶爾對藍鐘（Blue Bell）冰淇淋說「不」了。他只是開玩笑說說而已，從沒認真過。伊安聽說有同事得高血壓或肺活量很差，但都被輕描淡寫的當玩笑過去。反正這些問題都不急，可以等到下年度健康檢查再說。

老醫生終於退休了，而新的特約醫生是來自美國空軍的退役中校。他跟伊安同是 43 歲，但是一個結實精壯的鐵人 3 項健將。廠內開始有傳言說，有人在年度健檢時沒通過這個新醫生的要求，就被他打回票，要他們打包回家。他會要求那些人去看醫生，並擬一份書面的行動方案，詳述如何處理肥胖、高血壓、肺活量差，或未達他標準的其他問題。

伊安在年度健檢時，破天荒第一次收到通知，說他被判定為病態性肥胖，而且膽固醇過高，三酸甘油酯數值也高得嚇人，再加上相當高的肝酶值，代表有發炎反應，還被診斷出有脂肪肝，空腹血糖超過 120。伊安屬於身體過度肥胖、血脂組合測試結果超標和血糖過高、同時有發炎反應的類型。這種類型容易引發心肌梗塞或中風猝死，他的父親正是因此在 36 歲過世。

廠內 33% 的員工也有類似狀況；他們都面臨某些類型的健康問題，被新的公司醫生認定他們無法勝任工作。當我們認識的一些員工被打回票時，之前令人納悶的傳言成真了。伊安對自己的工作能力向來很有信心，而且在評價頗高的支援小組擔任組長，但在工作了 25 年後，他第一次擔心自己的工作會因健康問題而不保。

伊安的工作量大，時常加班，基本上整天都待在工廠裡，回家只是為了睡覺。他納悶哪時才會有空檔「多做點運動」？

坦誠面對體重過重或健康不佳的真相，從來不是一件易事，尤其當心裡很清楚我們對不起自己的身體，也知道我們沒有每天負起個人該負的責任，來維護本身的健康。

人們總會告訴自己，我們只不過太忙了；而伊安讓自己接受了這套説詞。我們無法抗拒能快速簡便的取得美味卻有害健康的食物。注意自己吃進什麼，是每個人本身該負的責任，我們卻沒做到，還讓自己隨時間慢慢的付出代價。信不信由你，這正是速食業者刻意為之的做法。他們的目的並非維護你的健康，而是刻意把食物設計得讓人想吃更多。他們真正的目的是賺錢。

真相是，我們就像美國及世上其他國家的大多數人一樣，用太忙、工作太多或沒時間當藉口。選擇快速方便的食物簡單多了。尤其簡單的是各地速食店在得來速窗口供應的食物實在太好吃了！！這正是他們行銷規劃的方向。當我們實際去研究這些市值數十億的大公司用來打造行銷計畫的學理，就會發現一般人根本毫無招架之力。

伊安和吉姆兩人的憂患意識都被喚醒。健康面臨危機及失去工作的恐懼，皆可以是激發的因素。不幸的是，大部分人都非得經受這類震撼教育，才會有心態與思維上的調整，開始思考如何做出改善個人健康的改變。我們的目的是幫助你跳過這種令人心煩意亂的過程，獲得更合適的資訊，讓你比我們更快一點改變自己的習慣和做法。

對某些人來說，即便聽過前文敘述的個人遭遇，依然不足以讓他們克服經年累月養成的習慣。悲哀的是，很多人是如此過度依賴糖分，以及因吃進所謂「撫慰食物（comfort food）」而促使體內釋放的愉悅分子，結果他們付出了健康問題變得更糟的高昂代價，包括心肌梗塞、中風，甚至死亡。

我們倆都受到了當頭棒喝，醒悟過來，並因此開始對一切提出質疑。我們開始做功課、學習，也變得能夠坦然面對一個事實，那就是其他很多人都長期遵循標準美式日常飲食和膳食金字塔的飲食方式，卻得到健康狀況每況愈下的相同結果。

我們也逐漸明瞭到，這整套制度並沒有針對問題根源去尋求解決之道，那就是西式日常飲食中對糖分及碳水化合物的過量攝取。等過量到一個程度，便使得我們體內調控血糖的機制完全無法承受。在不堪負荷及超量工作下，它就再也無法正常運作了。

伊安採取的行動，就像許多人在感到工作受威脅的情況下會做的事類似，那就是去健身房。他下定決心，每週 6 天的上班前或上班後去健身房運動 1 小時。辛苦了半年後，伊安的體重卻完全沒變，而離下次的年度健檢，就只剩 6 個月了。

伊安決定請一位教練。但這不是個輕鬆無負擔的決定，因為費用相當昂貴。在諮商時，教練問伊安是否會每天自己在家料理至少一兩餐。他回答，從來不會。

「這點就從今天開始改。我叫你吃什麼、什麼時間吃，你就照做，而且你要每天自己準備三餐。如果你不願意照做，我們就沒必要再談下去了。」教練說道。

伊安出於絕望，便同意了，而且在接下來的幾年，這個終於為本身健康負起責任的決定，也徹底改變了他人生中的一切。

每個人都必須為自己做到這種程度。我們必須對更適合的資訊敞開心胸、不帶成見，而不是只像過去一樣盲目接受。我們的目的和盼望是能夠縮短理解的過程。為你自己的健康負起責任，就從今天做起。你沒有必要跟我們一樣，走上肥胖、心臟疾病、和糖尿病的老路。

曾有句話說：「瘋子的意思就是一個人重複做同樣的事，卻期待得到不同的結果。」顯而易見的，伊安和吉姆要得到不同的結果，就必須做一些改變。如果你不想老是得到相同的結果，就必須停止做一些會造成那類結果的行為。伊安和吉姆都認定，是該自己做主的時候了，因為以前別人教給他們的，並沒有為他們帶來身體較健康的結果。

我們都曾得跟一些生酮飲食法的相關迷思對抗。數年後，人們或業者依舊散播著同樣的迷思，而那些業者都有商業利益上的考量，需要讓我們盡可能不健康得愈久，因為這樣才能更賺錢。我們不斷目睹一些策略重複出現，從當紅運動教練為博取媒體關注而批評生酮飲食法，到醫生或科學家提出類似資訊，或是由食品業者或大藥廠資助的研究，而那些研究結果竟神奇的對出資者有利。我們再次看到，就如政治一般，只要經常重複同一個謊言，它就會變成被廣為接受的事實。

我們持續聽到一些迷思，例如你必須放棄自己喜愛的所有食物，或是你不可以吃麵包或義大利麵食或甜點，不可以吃披薩或煎餅，而且只要出外或旅行，就沒辦法吃生酮飲食。「這太難做到了。根本不可能長期維持下去。那麼多油脂很不健康。」這些我們全聽過，但真正誇張的是聽到醫療專業人士說你需要糖分！

沒有所謂的「必需碳水化合物」這回事。人體 100% 能夠在需要時製造少量的葡萄糖。然而真相是，食品大廠在一切產品中添加糖，政府則容許他們用 56 種不同名稱稱呼糖，來藉此掩蓋事實。

我們看過一些包裝上的營養標示真的替糖冠上 4 種不同名稱，卻完全沒用到「糖」這個字。一般人除非碰巧知道糖的總共 56 種名稱，否則怎麼可能曉得自己吃進了什麼？

這就是目前一般人吃進的糖分份量，也正是我們如今之所以看到肥胖、心臟疾病、糖尿病等主要的健康危機升級的根源。根據我們的研究可知，1700 年代後期，一般人**每 7 天**攝取相當於 **1 罐** 12 盎司罐裝汽水所含的糖 [1]。而今天，一般人光是**每 7 小時**就攝取這麼多的糖（**參考表 1**）。

我們再三強調，對你至關緊要的是明瞭到即使人體如此奧妙、調適能力如此之強，但天生就是無法處理這麼大量的糖。若有人告訴你不同的說法，那麼對方要不是視而不見，就是不在乎你是不是人類，或是只想賺錢。

譯註 1：相當於將近 10 茶匙，或是 39 公克的糖。

不同年代的糖平均攝取量

表 1

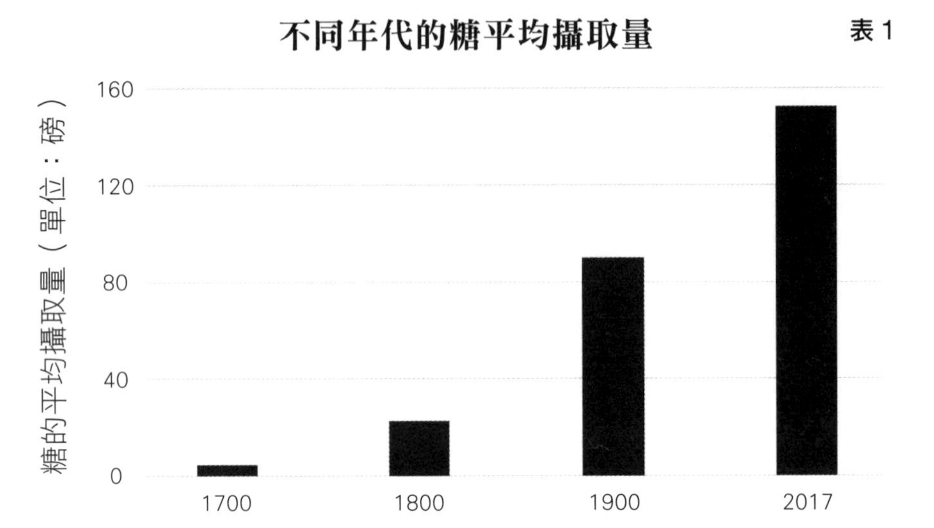

美國被診斷出罹患糖尿病的人數

表 2

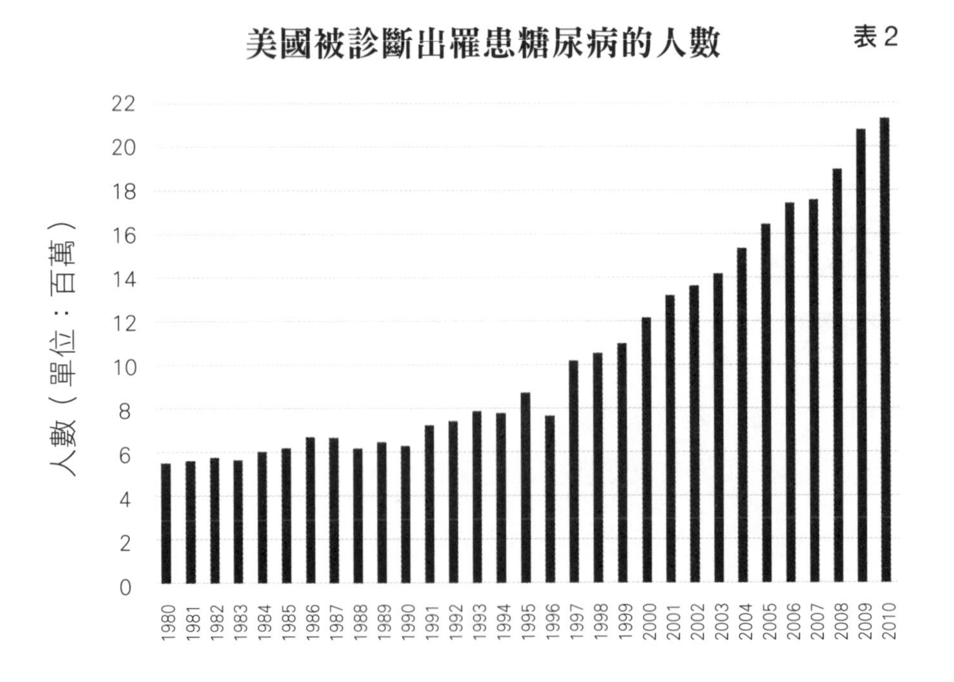

對我們這兩個普通人來說，看到了過去 200 年來激增的糖分攝取量，以及表 2 中光是近 30 年來被診斷出罹患糖尿病的增加人數，就很容易從這些清楚的統計數字瞭解到一個簡單的事實：那就是糖分攝取得愈多，被診斷出罹患糖尿病的人數就愈多（**參考表 2**）。

隨著糖尿病患數量愈來愈多，你會發現肥胖和心臟疾病方面也有相同的趨勢。這正是糖分攝取過量造成的三重危害。

我們也看到，不光是我們本身，還有其他跟我們配合過的許多人，健康狀況在糖分攝取量大幅減少和停止之後，相關數值都改善了。我們還見到原本需要使用降三高藥物及其他這類藥物的人，藥量也隨之逐漸減量和不再需要使用。我們認為這是一個起點。我們才剛起步，期望能為往後的正面效應和益處打下堅實的基礎，使我們能夠不再忽視現狀，也不再只是接受現狀。要實踐生酮生活，有很大一部分是學習及知道得更多。

我們正逐漸明瞭到，這就是一個學習過程，讓自己知道哪些食物和成分會導致血液中的葡萄糖（糖分）含量升高，還有我們能改吃哪些食物和成分就不會使血糖升高。

最近這些年，我們發現那些不會使血糖升高的食物和成分都是市面上買得到的，因此說要花時間花力氣去取得，不過是一種藉口。我們也認為，會拿價格很貴當理由的那些人，應該認真的重新評估什麼才是最要緊的。我們不會為了這麼說而道歉，就像我們也不會再找藉口一樣。

真正代價昂貴的是肥胖、心臟疾病、糖尿病、以及針對這些問題的所有治療及藥物。而沒辦法陪伴你的伴侶、兒女、或孫子女，代價又是什麼？跟繼續因選擇不當飲食而承受後果相比，負起慎選飲食的責任以避免那一切身體毛病，是一種真正維護健康的投資。我們稱不當選擇的代價是「為治病花錢」，而我們的目標是透過基本的教育，來扭轉這種心態。

我們知道，雖然有些人確實很忙，但用太忙沒時間自己煮飯當藉口，也有可能只是想逃避。即便你屬於超級忙碌或很常出差的那種人，好消息是你只需稍加規劃，在旅途中吃生酮飲食就不成問題。而提前準備好一週的食物，以便在週間節省點時間，也只是安排優先順序的問題而已。這不過是關乎於你要不要養成新的習慣，並為自己吃些什麼負起責任。

你會聽到我們一再提到自己負責的議題。我們倆都曾親身體驗把這個責任交給政府、食品業者、速食業者、和大藥廠，結果卻損害了自己的健康。我們應該選擇的是學習和知道得更多，並把我們本身的健康安好擺在第一位。

改掉有害身體的老習慣，養成更有益健康的新習慣，不過是我們為了將新觀念付諸實行所做出的一個選擇。養成新習慣的訣竅不外乎實際去做。就像我們一生中不論任何事都是持續去做，就會熟能生巧的道理一樣；付諸實行便能有所改善，而我們必須先從某處開始著手。這個簡單的事實在此也適用，所以我們的目標是協助你起步。

在必須建立的觀念方面，我們首先要改變的其中一項是生酮飲食是生活方式的一種選擇，而非飲食上的限制。

我們也遇過很多次，有人吃生酮飲食一段時間，成效頗佳，後來卻基於各種理由，回去原本非生酮飲食的方式，便又出現跟早先一樣的結果：肥胖、心臟疾病、高血壓、和糖尿病。

接著我們便聽說，他們覺得生酮生活有多不適合自己。如此表現顯示了糖分對人類的誘惑有多強大、有多禍害。當我們將生酮生活付諸實行，它絕對是有效果的，就像若我們一直照過往的飲食方式去吃，就會得到反效果。

雖然有些人為了度假或某個重要場合，想減幾公斤而「加入生酮生活」，但一旦他們「退出生酮生活」，又會復重，接著還會增加一點。為何會如此？因為吃進碳水化合物會使體內的水不易排出。基於追求一時見效，我們看到有些人吹噓自己才吃了一星期的生酮飲食，就瘦了 4.5 公斤，其實減掉的大部分是水。

當我們的飲食不含糖分及碳水化合物，體內積存的多餘水分就會很快排出，但一旦我們的飲食又開始含有大量糖分及碳水化合物，水的重量就又回復。這不過是一個科學上的現實。我們每吃進 1 公克的糖或碳水化合物，身體就會積存達 4 公克的水。

我們現在先大略提到，稍後再深入討論的另一個問題，其實非常簡單：人體與生俱來的設計，是無法處理現今一般人每天如此大量攝取的糖分。這已經超過我們身體所能負擔。食品業者在所有產品中添加糖分，大部分普通人根本不曉得自己每天究竟吃進了多少。

大多數人不清楚吃進這麼多糖分會有害身體，以及胰島素得負責把衝高的血糖值回歸到「正常」，也幾乎渾然不知絕大多數人的血糖已經失控，身體的機能受損。後文將會再討論。

我們都太忙了！忙到有時間享受美食，卻沒時間自己煮飯或留意食品成分，也忙到沒時間讀營養標示。這些似乎都太麻煩了，還不如直接去得來速，只要幾分鐘大家就能得到自己想吃的。如此簡便多了！況且速食多美味！！而這正是食品業者當初設計產品的原則。

若要探討速食背後的科學細節、如何將它設計成讓人產生想吃的衝動、背地裡如何從人們還年幼時便開始行銷，這將會是完全不同的另一本書。一旦你有自己的主張，並開始留意他們的做法，便會驚恐的看出這種行銷策略控制了全人類，特別是當母親的。

許多太太或伴侶、當媽媽和祖母的，為了讓她們照顧的每個人都快樂飽足而日日忙得團團轉。她們天天都得身兼多職，我們要向這些了不起的女性致敬。然而當事關餵飽一家子人，基於很多人都得為一堆繁雜的待處理事務忙碌，就很容易讓便利性凌駕一切考量。只要替家人準備他們想吃的，總是比較簡單。方便而且任何城鎮都找得到的得來速，讓大家都得以在幾分鐘內拿到他們想吃的飲食。

但這並不代表每個人所做的選擇都比較健康，而光是為求快速便利而選的這一習慣，就是我們為自己和家人所做最糟糕的事情之一。我們理解你很忙，也知道等到你更瞭解基於效率、現成、避免匆忙的便利性而做出的決定，以後得付出多少代價時，相信這世上的媽媽和祖母們都會認定這實在太不值得。

我們相信最終將會是這群女性引領她們自己、她們的伴侶、小孩和孫輩們踏上身體更健康的方向。我們確信這件事現在正開始發生，而我們衷心的盼望和目標是本書能有效的加速它的過程。

我們相信，世界各地的媽媽和祖母們會是為增進家人健康而做改變的前鋒。你會是你的另一半、兒女、孫輩的模範。改善全球大眾健康的人，將會是媽媽和祖母們。

這並非有意冒犯替家人或另一半煮飯的男性。你也能選擇為自己負起責任，同時帶領享用你料理的家人們一起改善健康。我們明白你非常重要，但實際情況是，一直以來跟我們兩人配合的極大多數人，都是一群太太或女性伴侶、媽媽及祖母們，因此我們確知這個事實。

我們希望透過這本書強調，我們其實是有能力選擇擁有健康的體重，有能力選擇讓身體感覺更舒暢，有能力選擇養成並實踐較好的習慣，有能力不再替會讓自己不斷生病和病得更重的行為找藉口，也有能力檢視自己過去以來的經驗、歷年來政府的作為、以及產業和某些人多年來推升糖分攝取量並抹黑有益脂肪的歷程。

我們的經歷正是促使你此刻拿著這本書的原因。我們希望這本書成為觸發你決定為自己和本身健康負責的催化劑，也期盼能為你帶來啟發，幫助你為真相挺身而出，有自己的主張。不過在此需先提醒你，當真相赤裸裸地揭露在你面前，就很難忽視或不理會，也很難繼續接受現狀。

我們希望你為個人的健康管理擔起責任，投資自己而非光是接受別人叫你再吃另一種藥或多做運動。我們建議你找幾個同樣醒悟到這個真相的醫療專業人士一起配合。他們當中有較多人會為本身的健康負責，也因此會去瞭解較多關於糖業那段歷程的資料。我們很慶幸能親眼見到很多醫生正逐漸認知到真相。

我們相信也一直盼望，醫界這些人的自發學習，加上媽媽們和祖母們從本書學到更多資訊並帶頭改變，會是開始走向更有益的新方向重要的第一步和起點。

所有的新方向或過程都是從某個觀念起步的，其實本書也是如此。起點便是兩個普通人由於生酮生活的共同經歷和成果，而結為朋友。有時要邁出第一步可能令人覺得艱難或害怕，然而一旦開始，過程就可能使人感到興奮。決定寫這本書，一開始也讓我們覺得艱難和害怕，但我們仍打定主意，就從邁出第一步起頭，正如我們當初實行生酮生活的過程一樣。

我們很慶幸自己邁出了那一步，也鼓勵你吸收這個訊息，那就是為更健康的生活與家人邁出你的第一步。我們希望我們將與你分享的簡單步驟，能為你指出正確的方向，並讓轉變變得較容易。歡迎來到「進入生酮生活幾個首要步驟」。

在結束這一章前，我們想和你分享跟我們配合過的一位女士的故事。夏麗 · 葛林（Shalee Green）是 3 個可愛小孩的母親，住在佛羅里達州。以下便是她的故事：

夏麗的故事

「你有第二型糖尿病，」醫生說。

這句話令她大為震驚。夏麗一輩子都在為體重苦惱，也曾有心愛的親人因糖尿病和菸酒導致的健康問題而過世。她清楚自己不想落到同樣下場。

2018 年 9 月，她生下了雙胞胎。雖然這是個極為歡欣的時刻，夏麗的體重卻打破了她這輩子的最重紀錄。她覺得自己已經厭倦了世上所有的控制飲食法，但實際上她也不知道該怎麼辦才好。後來夏麗在社群網站上看到有個朋友貼出訊息，說他瘦了快 23 公斤，模樣變得好看極了。後來夏麗搜尋到生酮生活的資訊，並加入伊安的生酮群組。

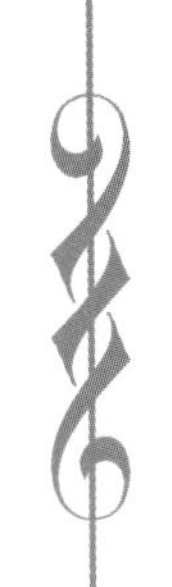

她從那裡得知伊安和吉姆決定設立的「30 天挑戰」團體，那裡會教導關於用正確方法起步的一切。夏麗決定去瞭解一種被稱為防彈咖啡的補充品，並一頭栽進第一項挑戰。

夏麗如今減掉 19 公斤，也不再有第二型糖尿病了。她非常喜愛現在這種新的生活方式，也擔任團體的管理員，持續支持這個挑戰團的新團員。夏麗發現將自己所學分享給他人，是她能為自己獲取的最佳助力。多虧「進入生酮生活幾個首要步驟」，她終於開始學到什麼對她的身體有效、什麼無效。最重要的是，她領悟到從她的 3 個小孩還小便開始教起，是她的責任！

CHAPTER

3

實踐生酮生活的幾個簡單步驟

我們已提供了一些背景資料，讓你對我們倆及個人經歷有所瞭解，現在就來談談轉換到生酮生活的一些簡單步驟。

伊安在找了個健身教練、為訓練課程和膳食規劃花了一大筆錢、也遵照指導去做之後，終於恢復健康。說不定你也跟伊安一樣忙碌。他25 年來在化工廠每天輪 12 小時的班，後面的 10 年每月平均只休 1 天。作息是晚上 10 到 11 點上床睡覺，凌晨 3 點起床去上早班；夜班則是早上 6、7 點上床睡覺，中午起床。伊安不煮飯；他選擇去得來速，因為很方便。

雖然對我們很多人來說，忙碌是事實，但它也可以是不為自己負責一個很方便的藉口。當伊安花錢請了教練，那位教練堅持要伊安開始天天自己煮飯和準備便當。

事先準備好，有一部分便代表做了些改變。這些改變的頭一項的確很重要。教練對伊安有個簡單的要求：清理食物櫃。如果家中沒有危害健康的食物，想吃就比較麻煩。在你剛開始時，這一項會讓事情變得比較容易。即使經過這麼多年至今，這簡單的改變依然是具有很大推動力的一步。一開始可能頗困難，尤其如果跟你同住的人沒有選擇生酮生活。若你的情況是如此，不妨盡量把你的生酮食品單獨放在另一處。自己騰出妥當的地方，比方說屬於你自己的「生酮食品櫃」。

每個人各不相同。你在這整本書中會不斷看到我們這麼說。若你是單獨住，那麼你的壓力和考量就會跟住在一起的夫妻或情侶不同。家裡只有夫妻或情侶倆同住的家庭，又會跟家有小孩且各有其飲食偏好的家庭不同。不過所有人都必須先為本身的健康負責，然後才能成為別人的範本；這是全世界共通的道理。

根據我們的經驗，要引導其他人採用較健康的生活方式，有效的辦法是立下範本。然而我們無法強迫別人做這個決定，一旦我們親近的人打定主意不加入，可能就會變得很難推展。我們無法建議你怎麼做才能成事，只能告訴你：你做的決定，重點在於**你**。說到底都是關乎於你，為你自己、為你的個人健康負起責任。倘若跟你關係親近的其他成年人選擇加入你，這也是他們的個人選擇。

最終，你是要為你的子女及他們吃進的食物負責。我們相信身為媽媽和爸爸的人，在個人的生酮飲食養成和學習過程當中，到了某個階段，便該在意你容許自己的子女吃些什麼。這又是另一個截然不同的挑戰；我們倆如今都見多了。有些父母在引導子女改變時沒遇到太多困難，有些則遭遇很大的反彈。我們只能建議，跟曾經歷類似狀況的人常談談，會是支持力的強大來源。

最重要的是，如果你的心態沒有建立好並做出該有的決定，你便無法帶領別人，畢竟你連自己都帶領不了。但也沒人喜歡自以為無所不知的人。不妨少用嘴巴講，而是讓你的成果代你宣導。這樣反而能吸引別人想知道你做了些什麼。我們強烈建議，不妨找一個正跟你經歷同樣過程的團體，並且團體的帶領者對那些轉變有經驗。

當初從我的教練那裡學到的簡單步驟，幾年後已有一點點修改：

進入生酮生活幾個首要步驟的第一項；清理食物櫃！！

我們不是要你浪費食物；不妨捐給慈善機構。重點是把不合適的食物清出你家。若你的伴侶或小孩想持續吃非生酮飲食的食品，你也許可考慮把東西換個地方放置。在儲藏室或櫃子找個空間集中放置你的食品，這樣你就不會老是看到讓人不禁嘴饞的東西。也可將食品櫃的空間重新規劃，把其中一部分換成符合生酮飲食原則的零嘴。

為了盡可能徹底去做，不妨將碳水化合物和含糖食物清出你家，換成生酮飲食的標準食物。一開始可能覺得很難，但你可多加利用搜索引擎。這是一個快速又實用的辦法，可以比較輕易查到食品內究竟含有什麼成分。

相較於人類歷史上的任何年代，現在你可以靠智慧型手機或是有網路連線的電腦獲取更多訊息。不妨查查所有食品的營養標示或成分的每一項。這是你將開始付諸實行的事，所以何不現在就做？

不妨特別注意**碳水化合物**，也要多多學習怎麼看懂標示，以及美國政府准許廠商用來代表糖的 56 種名稱（**參考圖 1**）：

碳水化合物等於糖分，而糖分是導致肥胖、心臟疾病、和糖尿病的根源。正在起步的大多數人，會努力把一天攝取的碳水化合物降到 20 公克上下。不過當你開始留意，就會發現你從一天三餐不同食物的每一份之中，就已經攝取了這麼多碳水化合物。

再加上汽水、零嘴、冰淇淋甜點，以及從得來速買來的速食，很容易就可以看出，我們為何變得愈來愈不健康又過重。大部分人只不過是沒多留意，一餓就找東西吃。今日的很多速食都經過合乎科學的設計創造出來，以繞過通往腦部的反饋迴路，讓它無從通知腦部其實我們並不餓。

圖 1

糖

奶油糖（ButteredSugar）蔗糖（CaneSugar）葡萄糖（Dextrose）
焦糖（Caramel）紅糖（BrownSugar）玉米糖漿（CornSyrup）
蔗糖汁（CaneJuice）固態玉米糖漿（CornSyrupSolids）甜菜糖（BeetSugar）
糖粉（Confectioner'sSugar）脫水蔗糖汁（Dehydrated）半乳糖（Galactose）
龍舌蘭糖（Agave）黑糖（DemeraraSugar）果汁（FruitJuice）
麥芽糊精（NectarMaltodextrin）糖化麥芽粉（DiastaticMalt）
濃縮果糖（ConcentrateFructose）澱粉糖化酵素（Diastase）
麥芽糖（MaltSugar）甘露糖醇（Mannitol）佛羅里達蔗糖（FloridaCrystals）
糖蜜（Molasses）麥芽糖（Maltose）角豆糖蜜（CarobSyrup）
高粱糖漿（SorghumSyrup）山梨糖醇（Sorbitol）黃冰糖（YellowSugar）
白糖（Sucrose）糖蜜（Treacle）乳糖（Lactose）墨西哥粗糖（Panocha）
原糖（RawSugar）米糖漿（RiceSyrup）細白砂糖（CastorSugar）
非洲黑糖（Muscovado）高果糖玉米糖漿（HFCS，HighFructoseCornSyrup）
黃金蔗糖（GoldenSugar）未精煉糖（BarbadosSugar）
葡萄糖粒（GlucoseSolids）大麥芽（BarleyMalt）葡萄糖（GrapeSugar）
楓糖（MapleSyrup）蜂蜜（Honey）精煉糖漿（Refiner'sSyrup）
砂糖果汁（Sugar〔Granulated〕FruitJuice）黑糖（TurbinadoSugar）
金黃糖漿（GoldenSyrup）糖粉（IcingSugar）葡萄糖（Glucose）
椰棗糖（DateSugar）乙基麥芽醇（EthylMaltol）葡聚糖（Dextron）

這聽起來很不可思議，卻是事實。

對於正在閱讀本書、且同住的子女或伴侶不吃生酮飲食的人，我們無法針對所有情況提供你完美的解決之道。這需要溝通和妥協，以及想要一起成功的意願。我們並非在嘗試解決你可能遭遇的所有不同問題或狀況，也因如此，我們會建議你加入正經歷同樣過程的人組成的團體。

我們都必須明瞭的是，人體無法分辨不同類型或不同名稱的糖有什麼差異，它只知道當體內血糖因我們所選擇吃進的飲食升高時，就該做出反應。胰臟的回應是分泌胰島素進入血液，讓血糖降回「正常」。胰島素和葡萄糖配合作用，讓葡萄糖進入細胞產生能量。

清掉非生酮飲食的食品是一個問題，而用合乎生酮生活的食品取而代之又是另一個問題，但剛起步的大多數人根本不知道什麼是生酮飲食的主要食物。我們提供以下列表，當做一個很好的起點。這將有助於你的進展。

不妨考慮每星期換上幾樣食材後，就在表上做個記號，或者是在規劃三餐菜單或食譜時將表中的幾樣食材放進去。和一餐一餐來準備相比，預先計畫好一整個星期的菜單，可讓這個任務做起來容易些（**參考表 1**）。

生酮飲食的主要食物

表 1

生酮食物：肉類和乳酪			
肉類		乳酪	
肋眼牛排	豬排	切達起司	菲達起司
沙朗牛排	帶骨豬排	摩茲瑞拉起司	奶油乳酪
丁骨牛排	烤豬肉	帕馬森起司	馬斯卡彭起司
牛肩肉	魚類（富含油脂者為佳）	瑞士起司	羊乳酪
菲力牛排	貝類	寇比起司	高達起司
牛絞肉	香腸	布里起司	藍紋起司
禽肉	培根	阿齊亞戈起司	波芙隆起司
備註：像雞肉和火雞肉之類較瘦的禽肉，帶皮的話會增加油脂含量，非常適合。或者也可視需要加點椰子油、奶油等來增加油脂。乳酪應選全脂的。			

生酮食物：冰箱、食物櫃及其他			
蛋	杏仁粉	萃取液（例如香草精等）	調味料
大骨湯	椰子粉	甜菊糖	玉米糖膠
杏仁奶	椰子片	Swerve赤藻糖醇代糖	明膠
咖啡	Quest多用途蛋白粉	Swerve赤藻糖醇糖粉包	發粉
泡菜	炸豬皮片	Truvia甜菊代糖	可可粉
椰漿	酸奶油	Torani糖漿	堅果／堅果醬
Lily's生酮無糖巧克力	無糖番茄醬	Walden Farms糖漿	芥末
備註：Torani牌也出了無糖糖漿（藍標，而非紅標）。Walden Farms糖漿全是無糖且零卡路里。Lily's巧克力有巧克力棒和巧克力脆片兩種（買無添加糖者）。還有，要注意堅果的碳水化合物含量！			

我們仍在持續搜尋更多販售這些生酮標準食物的商店。如果你家附近的商店沒賣，不妨跟店主或主管談談，請他們替你進需要的食品。他們之中會有相當多人很樂意這麼做。或者也可上網訂購，宅配到家。取得這些生酮標準食物不過就是需克服的挑戰之一（**參考表 2**）。

表 2

生酮食物：油脂和蔬菜			
油脂		**蔬菜**	
奶油	可可脂	酪梨	蘑菇
酥油	稀奶油（Half and Half）	蘿蔓生菜	櫛瓜
液態鮮奶油	MCT油	菠菜	夏南瓜
椰子油	美乃滋	芝麻菜	高麗菜
澳洲胡桃油	牛脂	芹菜	花椰菜
橄欖油	豬油	青江菜	番茄
備註：油脂也可來自於有大理石紋油花的肋眼牛排和富含油脂的魚類較肥的部分，甚至蛋或整顆酪梨也是不錯的油脂來源。不妨在蔬菜中加奶油以增添油脂（蔬菜是用來配奶油的）。			

還有很多食物沒列進以上表格。這只是一份簡單的列表，僅包括一部分主要食物，為的是讓你在採購時，對可買哪些東西有一點概念。

我們非常喜愛有考量到生酮飲食者需求的調味料，而那些加入我們的「30 天挑戰」的人，將會跟「進入生酮生活幾個首要步驟」的挑戰團員們一起分享我們個人偏愛的品項和選擇。

進入生酮生活幾個首要步驟的第二項：

敞開心胸去學習

什麼是生酮飲食法？

生酮飲食法的方式是算出一個人每日需攝取的全部熱量；其中包含了適當比例的蛋白質、油脂和碳水化合物，以維持目前體重。這就是我們所説的計算個人巨量（personal macros）。

有些人只管一股腦兒直接去做，把要攝取的碳水化合物減到一日所需熱量的 5% 到 10%。不過大多數人都能達到碳水化合物總攝取量維持在一天 20 公克或更少的簡單目標。

然而我們也遇過有人從一天攝取 50 公克碳水化合物起步，依然能夠成功減重。他們選擇在每日定量中一天天慢慢減少碳水化合物，好脂肪的攝取也一天天穩定緩慢的增加。跟倉促開始相比，這樣做能幫助你以和緩得多的步調進入生酮生活，也比較不會讓身體一下子承受太大的改變，而是隨時間逐漸適應較少的碳水化合物及較多的好脂肪。如此能給予消化系統一些時間，適應我們吃進的較高脂食物。

不過這兩種方法沒有哪個對、哪個錯的問題，不過是兩種帶你達到同樣目標的不同途徑而已。前一種可能會在開始攝取較多脂肪之時，馬上出現適應困難的結果，例如生酮不適症或消化問題；而後一種也許不會很快看到成果，但較能減少或避開因改換飲食方式引發的某些副作用。

要真正知道你是否依照生酮飲食法正確巨量比例的唯一辦法，是追蹤和記錄每天實際吃進的食物。現在有很多應用程式，可幫助你輕鬆記錄食物，並計算和列出你所攝取食物的熱量比例。我們也跟參加「30天挑戰」的團員配合，將他們所選的應用程式設好。

那些應用程式或網站乍看之下似乎挺複雜，但這只不過跟練習及學習新事物很類似。每個應用程式都有教學影片及使用者製作的視頻，示範如何用應用程式輸入每餐的食物、加入完整的食物清單，甚至如何用智慧型手機的鏡頭掃描條碼，來輸入所有營養成分的含量。只要多練習，追蹤和紀錄就會隨著時間變得愈來愈容易。

剩下的另一個辦法是靠猜測。就我們的經驗來說，我們看過有幾個人相當幸運；他們沒有追蹤和記錄任何東西，光是減少攝取碳水化合物並增加一些好油脂，就收到成效。這類人絕對是例外；我們並不推薦這個辦法。

我們建議，選定最適合**你**和你個性的辦法並開始去做即可。無論你選擇哪種辦法，只要遵循本書的其他步驟，為可能遇上的生酮不適症做好準備，例如手邊隨時有電解質補充品、有一個月份的生酮補充品及大骨湯存貨可用。這一切補給在你擺脫血糖上上下下狀況的同時，將有助於減少或避開很多令人不適的副作用。

有些人不表贊同總是難免；他們會說自己在開始實行生酮飲食法後，沒用這些補充品也過得很好。我們會說他們真厲害，採取了可能最難的方式去做。不過既然汽車已經被發明出來，他們應該不會捨汽車，寧可駕馬車到處跑吧？應該也不至於不搭飛機，只因為他們的祖先從沒坐過飛機吧？他們會守舊的使用轉盤撥號式的家用電話，還是像今天絕大多數人一樣手機不離身？人就是這麼有意思。

科技持續進步，但同時也有些人可能覺得實行生酮生活很複雜，然而這些科技新發明，的確幫剛起步的新手把事情變得容易得多，也更能成功維持生酮生活。

我們不得不承認，有很多食品公司搶搭生酮飲食的風潮，為了銷售成績而在任何產品打上「生酮」二字。市面上肯定有一些無法提供任何實質益處的垃圾食品混雜其中，而且還老是有更多這類商品推出。

即便無法針對每一樣產品和補充品做全面的檢驗，但有些東西是我們曾親自使用和測試過，知悉它們具有實質益處，並得到時間、親身體驗，和科學的支持，我們也將分享自己對它們的看法。

我們之所以會推薦那些產品，是因為經此推薦而使用的絕大多數人，都親身測試並屢屢看到效果，也體驗到好處。唯有當成效在很多人身上呈現，我們才會願意推薦。一些產品在檢測和購買方式上都有許多選擇。對於會推薦哪些給別人，我們也有非常具體的理由。這些理由包括它們的標示、成分來源，和售價的透明度，有些產品則僅是因為效果很好。

我們推薦的產品能讓過渡到生酮生活的過程變得較容易、維持得較長久。然而每個人都不一樣，對於購買哪些產品也會有各自的選擇。

畢竟每個人是要把錢投資在減少可能的負面副作用，還是投資在或許能提供更多正面結果的東西上，都有個人的考量和決定。

例如大骨湯之類的東西，能提供很多好處。生酮和電解質補充品是因應生酮不適症候群的一種選擇。而我們一直以來推薦、也持續看到絕佳效果的另一種新科技，則是防彈咖啡。

許多人都喝咖啡或是巧克力冷飲或熱飲，並加入好油脂以提高脂肪含量。如今已有這種新發明；它是利用咖啡或巧克力來將全天然成分喝進體內，以抑制飢餓感和強烈的口欲（實施間歇性斷食時效果極佳），同時能讓腦部釋放產生欣快感的化學物質（就跟撫慰食物的作用類似）。

我們都體驗了絕佳的成果，也親身展示了一個事實，那就是當我們的心情愉快，人生中的任何事都能做得更好。在改換生活方式的同時，提升純淨的能量、專注力，和精神清晰度，非常有助於取得更佳的結果。

不同的人、教練或團體可能也會根據自身經驗和結果，各有推薦的補充品或產品。不妨自行選擇幾項產品親身試試，再決定哪些對你有效。同樣的，還是會有人說他們用不著任何補充品，我們也樂於同意它們不一定適用於每個人，你可能也是如此。我們非常提倡讓人們為自己做選擇。請避免把個人的選擇強加在他人身上，因而剝奪了對方成功的機會。尊重別人的選擇，別讓你的一己之見反而變成他人失敗的因素。

進入生酮生活幾個首要步驟的第三項：

計算你的個人巨量

雖然這個題目讓很多新手感到困惑，但我們希望盡量提供簡單明瞭的定義。巨量代表的意思是巨量營養素（macronutrients）；它包含了我們每日攝取的蛋白質、脂肪、和碳水化合物。大多數人對自己一天吃進多少卡路里毫無概念，對他們每日經食物攝取的脂肪、蛋白質和碳水化合物的比例所知更少。

每個人基於本身目前的狀況和數據，各有可攝取多少卡路里的一日總量，又不至於造成體重增加或減輕。這並非魔法，而是科學。倘若一個人消耗掉的卡路里總量跟他吃進去的相當，體重應該就不會有所增減。

我們稱這個為維持卡路里量（maintenance calories）。如果一個人吃進去的比他因活動燃燒掉的卡路里還多，體重就會增加；若他吃進的卡路里少於他因活動燃燒掉的能量，體重就會減輕。這些到目前為止都很清楚易懂。接著就來討論會影響個人巨量計算的變數，包括性別、年齡、身高、活動量、和目前體重，都會影響計算。

這正是為何拿自己的巨量去跟別人的比，根本是浪費時間的原因。每個人各有不同。重要的是知道自己的巨量。生酮飲食法簡單來說，是以特定比例攝取一日的巨量營養素。生酮飲食法的比例是攝取較大量的好脂肪、適量的蛋白質、以及很少量的碳水化合物。若以一天攝取的巨量營養素比例來看，相當標準的生酮飲食比例是 70% 的脂肪、25% 的蛋白質，和 5% 的碳水化合物。

世上大多數人都是餓了就吃（或是「用餐時刻到了就該吃」），一直吃到感覺「飽了」為止。因此大部分人對自己每天攝取了多少卡路里，或是其中的脂肪、蛋白質，和碳水化合物的占比各是多少，一點概念也沒有。

接著就來討論生酮飲食領域中的一個事實，那就是各方——範圍從一端（懶人派生酮）到另一端（激進派生酮）——都有自己的意見。有些人對什麼屬於或不屬於「生酮飲食」，有非常極端的看法。他們可能會檢視每一樣食物，斷言它們「不屬於生酮食物」。另一些人是將別人教給他們的照本宣科，還有一些人則因為本身有腦部或其他嚴重癌症等難題，使得他們的標準可能跟那些只為度假穿泳裝較好看，而想減個幾公斤的一般人比起來，會相對較嚴格。

基於本書的重點放在剛起步的新手，因此我們選擇走中間路線。再次重申，每個人都不同，也各有自己的歷程。對於何謂生酮飲食的認定，我們不會倡導過於極端的任何看法，只會告訴你，你有充分的時間來決定自己適合融入什麼樣的生酮生活。建議你以成果為準，而非某個生酮飲食大師的看法。

事實上，每個人都有各自的巨量。一個身材矮瘦者的維持卡路里總量會比高胖者少。為便於討論，且先取一般人平均的維持卡路里量，並稱此人為「鮑伯（Bob）」。

假設鮑伯每天從飲食攝取的卡路里總量相當於2000卡，體重沒有變化，那麼他可以選擇照他一直以來的方式吃，但每日減少攝取500

卡路里（即卡路里短收）。7 天乘以每日減少的 500 卡路里，等於一週少了 3500 卡路里；而 3500 卡路里等於 0.45 公斤脂肪的熱量。因此，如果鮑伯每天只攝取 1500 卡路里，那麼他一週應會減掉平均 0.45 公斤的體重。假設鮑伯每天吃進的卡路里超過 2000，那麼他便處於卡路里超收，體重則會隨時間開始規律增加。

巨量是由卡路里組成。蛋白質和碳水化合物每公克含 4 卡路里，而脂肪每公克含 9 卡路里。沒錯，脂肪比蛋白質或碳水化合物的卡路里多了一倍有餘。

新手常犯的一個錯誤，是試著以吃進的巨量營養素的公克數來算比例，而非一天吃進的總卡路里。但膳食脂肪的卡路里是蛋白質和碳水化合物的一倍，因此這樣的算法是錯誤的。就讓我們看看正確的做法。

鮑伯決定實行生酮飲食法。他的維持卡路里量是一天 2000 卡路里。鮑伯不想減重，但希望能變得更健康。稍加研究之後，他用巨量計算機輸入自己的資料。鮑伯已瀏覽過生酮飲食法的所有比例分配方式，最後決定和緩漸進的開始，將脂肪比例設在 65%。2000 卡路里乘以 65%，等於一天有 1300 卡路里來自脂肪。

鮑伯選擇將蛋白質比例設定為 25%。2000 卡路里乘以 25%，等於有 500 卡路里來自於蛋白質。剩下的 10% 則為碳水化合物，2000 乘以 10% 等於有 200 卡路里來自於碳水化合物。

* 來自脂肪的 1300 卡路里除以每公克 9 卡路里，等於一天 144 公克的脂肪。

*來自蛋白質的 500 卡路里除以每公克 4 卡路里，等於 125 公克的蛋白質。
*來自碳水化合物的兩百卡路里除以每公克 4 卡路里，等於 50 公克的碳水化合物。

雖然有些人能進步到一天攝取 50 公克碳水化合物，但其他很多人應該要較嚴格；一般的老規矩是設法做到一天僅攝取 20 公克碳水化合物。20 公克乘以每公克 4 卡路里，等於一天只攝取 80 卡路里。簡單的做法是選一個應用程式，例如 MyFitnessPal 或 CarbManager，然後輸入你的個人資料和減重目標，應用程式就會幫你算出來。不過我們建議把減重目標設定在一星期減掉的體重不要超過 0.45 公斤，或一個月減重不要超過 1.8 公斤。

建議你若想燃燒掉身上多餘的脂肪，不妨考慮一開始先把脂肪比例設得稍低一點，例如 60% 到 65%，蛋白質比例稍高一些，而碳水化合物比例依舊較低。這樣能讓身體逐漸習慣脂肪占比較高的膳食內容，同時身體會利用體脂肪及膳食中比例稍高的脂肪當燃料。有些應用程式可讓你更動比例。

當體脂肪減少，只需將應用程式裡的一個月脂肪攝取比例再調高約 5%，直到達到你理想中的比例即可。大多數人都覺得，這麼做在轉換成較高脂肪含量的日常膳食時會比較容易適應。

運用這種方法慢慢過渡到生酮生活，絕對沒什麼錯。也有些人偏好打從一開始就把比例設定成 70% 的脂肪、25% 的蛋白質、和 5% 的碳水化合物，然後努力盡量做到。但重點是你可以自行選擇如何起步，開始實行生酮飲食法。

進入生酮生活幾個首要步驟的第四項：實行生酮飲食法

很多人聽說過生酮飲食。這些人或許周遭有家人、朋友、或同事靠著飲食方式改變，獲得某種程度的成果。但當他們決定實行生酮飲食法，卻常會被許許多多關於如何起步的觀點和意見嚇到。

他們不過是想知道一開始該做什麼；這也是我們決定寫這本書主要的原因。我們想幫助人們一開始就做對。

「通往生酮生活幾個首要步驟」是基於一個現實狀況產生的概念；當時我們到處搜尋，但找到的資訊不是太過侷限、無法涵蓋我們認為真正重要議題的細節，要不就是紛雜到令人難以消受。再加上還有來自生酮飲食愛好者圈子裡太多的意見，範圍從一個極端到另一個極端，很難知道該聽誰的。

我們自認相當堅決的走中間路線，不偏向哪個極端。不過最終還是你，也就是我們不斷建議該挺身自己做主的你，負起責任並自動自發做些功課，自主決定你想選擇聽從誰的意見以及為何理由。我們完全理解每個人都會有自己的歷程，當然也期盼你開始去做，並跟我們保持聯繫。但我們最誠心希望的，是你起步踏上更增進身體健康安好的個人旅程。我們想提供一些正確但簡單的步驟和指引，幫助你前進，步入一種可長可久的生活方式，而這需要打從一開始就得到適當的資訊。

很多人為趕搭生酮飲食熱潮，一開始就貿貿然拒吃碳水化合物，卻完全不明白為何要減少碳水化合物的攝取，也不知道究竟什麼是生酮飲食、實行這種飲食法後會遇到什麼狀況、以及身體會有何反應。不過你正在閱讀的這本書，將會提供這些資訊。我們相信在做任何改變之前，檢視平日實際吃進多少及哪類飲食，真的很重要。

檢視一天總共攝取多少卡路里，以及其中碳水化合物、蛋白質、脂肪的比例，能呈現一個真實具體的圖像，幫助我們看出自己一直以來的飲食內容和方式，對比換成生酮飲食後呈現的差別。

標準美式飲食中含有 50% 的碳水化合物，這是會在體內快速分解並轉化成葡萄糖的糖分或食物。而攝取進來的這些碳水化合物會讓血糖升高，促使胰臟分泌胰島素來因應。而胰臟和進入血液中的胰島素的配合，可幫助身體將葡萄糖經血液運送到人體細胞內產生能量，同時讓血糖降到「正常」值。

血糖太高會出問題（糖尿病），血糖太低也會出問題（血糖過低症）。我們在此且先打住，來談談我們看過、也經歷過處於酮症狀態下血糖值較低的情況。跟體內缺乏酮體做為能量來源時相比，當體內具有如酮體這類的能量來源，是一種全然不同的體驗。這是每個人都將會體驗到的，而且也應該去瞭解身體是如何因應這類狀況。

再次提醒，要真正得知血中酮體含量和血糖值究竟多少，唯一的辦法是靠尿酮體試紙和血糖機檢測。凡是加入我們的「通往生酮生活幾個首要步驟之 30 天挑戰」的人，我們都會提供我們偏好之檢測計的一個折扣連結。

我們也強烈建議，凡是開始生酮生活的人，最好花點時間熟悉一下何謂升糖指數。這是將糖當做比較標準，來跟我們所吃的一般食物相比。

本書不會詳列完整的數值表，但藉由分享一般食物跟糖相比的幾個例子，可望幫助你瞭解吃下這些食物會如何影響血糖高低。我們的身體並不曉得吃進添加砂糖的食物和吃下一片水果之間的差別；身體只會針對血糖升高的結果做回應。

在升糖指數表當中，葡萄糖的升糖值為 100，其他食物則根據在攝取後如何影響血糖，各被賦予一個數值，並可大致歸類成低、中、高三種升糖指數類型。下列食物大多歸在高升糖指數類型，少數為中升糖指數類型。

再次提醒，這只是一份略表，僅供快速參考。不妨察看一下完整的升糖指數表，在你的電腦或手機等電子裝置上把它加入書籤，以做為快速參考工具（**參考表 3**）。

再多提醒一遍也不為過的是：身體並不曉得糖跟這些食物的差別；它只知道當這些食物被吃進來時，跟吃進糖（**參見表 3 指數表**）一樣都會使血糖升高。在實行生酮飲食法時，明白這點很重要。若你不確定某樣食物是否屬於生酮飲食，升糖指數表是一項簡易的參考。

表 3

椰棗	100	薯條	76	糙米	72
棍子麵包	97	穀麥片	76	木薯粉	70
白米	91	甜甜圈	75	塔可餅	68
烤馬鈴薯	85	汽水	74	玉米粉	68
早餐玉米片	84	馬鈴薯泥	73	可頌麵包	67
馬鈴薯泥（即食）	83	蜂蜜	73	麩皮瑪芬	65
年糕	82	西瓜	72	漢堡麵包	61
椒鹽卷餅	81	玉米脆片	72	酵母酸麵包	57
白麵包	79	貝果	72	白麵口袋麵包	57

我們愈懂得多留意、多讀標示，就愈能辨識出過去毫無所覺、卻實際隱含在我們所吃食物中的糖分，也更有能力不讓隱含的糖分影響體內的酮體含量。

有個東西叫麥芽糊精。這是一個應該馬上熟記的討厭名稱。麥芽糊精是一種白色粉末，用玉米、米、馬鈴薯糊或小麥製成，當中沒有任何一項屬於生酮飲食，即便它們皆出自農作物，卻是經過精製加工的。原料會先製成糊狀物，煮過後再加入耐熱 α 澱粉酶之類的酸或酶來進一步分解，最後製成白色粉末。它可溶於水，吃起來幾乎無味。

雖然美國食品藥物管理局（FDA）認定麥芽糊精安全無害，但它的升糖指數甚至比糖還高。如果你發現你吃的食品中添加了足量的麥芽糊精，它可會比糖更容易使你的血糖飆高。糖在升糖指數表中的當量是一百，而麥芽糊精的當量範圍可以從 106 到 136。這項成分的製造成本不高，食品廠將它添加進所有產品中，做為增量劑和甜味劑。現已發現麥芽糊精對腸道細菌會有負面影響，因此我們建議你**遠離**這一成分。（見美國健康線上〔Healthline〕網站）

懂得該吃什麼及該聽誰的意見

大部分人常會把目標設定為碳水化合物每日攝取量限於 20 公克或更少。在此舉幾個例子，便可看出在大多數人常吃的尋常食物中含有多少碳水化合物。下列食物**每份含有大約 15 公克碳水化合物**：

- **麵包**

  1 片白吐司
  1/2 個小貝果
  1/2 個英式瑪芬
  1/2 個熱狗或漢堡麵包
  1 個 5 吋鬆餅或格子鬆餅
  1 個 6 吋墨西哥捲餅
  1 個小瑪芬

- **穀麥片**

  1/2 杯麩皮麥片、堅果穀麥片、或燕麥粥
  1/2 杯甜穀麥片
  3/4 杯純乾麥片
  1¾ 杯爆米香穀片

- **米、豆類、穀物、義大利麵**

  1/3 杯煮義大利麵

  1/3 杯雜糧飯

  1/3 杯焗豆

  1/2 杯水煮豆

  1/2 杯玉米或豌豆仁

  1/2 杯水煮馬鈴薯

  10 到 15 根薯條

  1/2 杯義大利麵醬

- **水果**

  1 顆小蘋果、柳橙、或梨子

  1/2 根香蕉

  3/4 杯藍莓或覆盆子

  1/3 個哈密瓜

  1 杯切丁香瓜

  15 顆櫻桃

  15 顆葡萄、1¼ 杯草莓

  3/4 杯鳳梨

- **牛奶／優格**

  10 盎司脫脂牛奶、1% 低脂牛奶、2% 減脂牛奶、全脂牛奶

  1/2 杯淡奶水

  1/3 杯奶粉

  1 杯純優格

- **湯**

  1 杯高湯底的湯麵

  1/2 杯豌豆湯、乾豌豆湯、扁豆湯

  1 杯以奶油為底的湯

- **綜合食材的食物：約 30 公克碳水化合物**

  1 杯燉牛肉

  1 個包肉墨西哥捲餅

  2 個包餡義大利麵捲

  12 塊炸雞塊

  1 杯墨西哥辣豆湯

  1 杯義大利餃子

  2 個墨西哥軟殼夾餅

  1 片披薩

  2/3 杯通心粉加乳酪

  1 塊 3X4 吋大小的義式千層麵

以上列舉的是很多人平日會吃的一些尋常食物，只為讓你對我們從這些選項攝取多少碳水化合物有點概念。在探究某項食品內含的碳水化合物時，不妨使用搜尋引擎搜尋那項食品還有它的營養標示和成分。任何食品都可利用這種方式得知你想瞭解的資訊。

你必須有自己的主見。趕搭生酮飲食熱潮的食品業者只為了賣得好，便藉著標榜生酮來銷售各種食品。就如前文提過的，政府准許食品業者在食品營養標示中用 56 種不同名稱代表糖。若你看到某樣產品上標示了生酮，但內含成分包括麥芽糊精，或是糖的 56 種名稱的任一種或好幾種，你便能確定食品業者只是利用生酮的名義行銷，而非真的考量到你的健康或生酮生活。

其中有件事我們不得不指出的，是關於宣稱以維護大眾健康為其要務和考量的某些慈善機構、公益團體，和組織或協會。其中一些組織擁有很棒的志工，募款工作也做得有聲有色。有些組織已成立數十年左右，並廣受信賴。

一般人仰賴這些組織提供的健康維護指南，而他們也的確有所貢獻，但卻沒人追蹤和查證資助他們的錢從哪裡來。某一致力於心臟健康的組織 2011 年至 2012 年的財務報表顯示，當中有 5 億 2100 萬美金的捐款並非來自其成員或來自政府，而許多知名大藥廠，其中包括降血脂藥 HMG-CoA 還原抑制劑（statin）的製造商，捐款都是以數百萬美金計。

那麼所有那些添加一大堆糖的穀麥片，包裝盒上竟印了個方格打勾的標誌，表示對心臟有益，又是如何？結果各地的媽媽和祖母們只因包裝盒上的打勾標誌，便用這種所謂「有益心臟」的穀麥片餵自己的小孩。

另一件引人深思的事情，是 2018 年某個組織突然改變它的指導準則，而它牽涉到如何定義血壓過度升高；沒錯，意思正是高血壓。前一天美國有 1400 萬人還被定義為身體健康，突然就在一夕之間如同變魔術般，第二天他們竟成了適用 statin 處方藥以避免心血管疾病的人。乍看之下似乎不算是壞事，直到我們真正探究這個數字背後代表的意義。

以下圖形代表實際受助於血壓指導準則的人數百分比。在如今 1400 萬人被告知需要服用降血壓藥的同時，一個頭腦清楚的人應該會納悶，究竟是誰從這個指導準則的改變中得到好處。此圖形為安迪．拉茲里斯（Andy Lazris）醫生及艾瑞克．瑞夫金（Erik Rifkin）提供並授權使用。

圖形中的 4 個黑點代表整個劇院全數觀眾中的 4 個人；如今這 4 人被告知血壓太高，或許也真的因而受益。但我們要問的是，誰實際從指導準則的改變中得到好處？

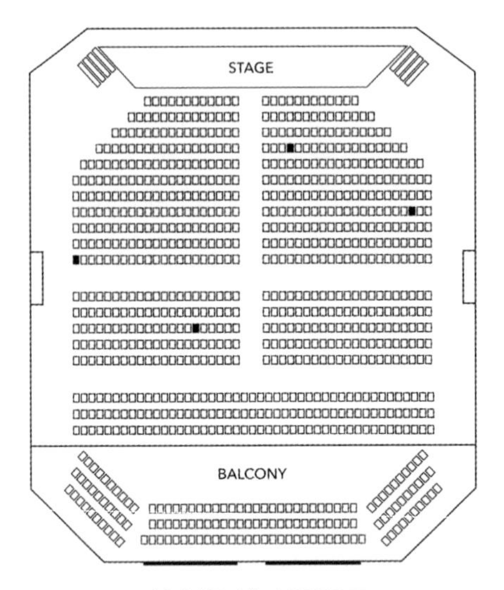

一份劇院輔助圖顯示，
在收縮壓介入試驗（SPRINT）中因高血壓定義下修而受到幫助的人數。
感謝安迪 · 拉茲里斯醫生及艾瑞克 · 瑞夫金提供資料

最後我們想指出，這個組織聲稱椰子油一直以來都無益於健康，而這點出自一位第一作者的報告。就如《今日美國（USA Today）》的一篇文章所稱，「椰子油對健康無益，也從來沒有好處。」〈膳食脂肪與心血管疾病之建言（The Dietary Fats and Cardiovascular Disease advisory）〉審視關於飽和脂肪的現存資料，顯示在 7 項有對照組的試驗裡，椰子油都會提高低密度膽固醇（LDL，「壞」膽固醇）。研究者們發現，椰子油跟奶油、牛油和棕櫚油等其他含高飽和脂肪的油脂沒有差異。事實上，椰子油裡有 82% 屬於飽和脂肪，根據資料，比例比奶油（63%）、牛油（50%）、和豬油（39%）高。

「由於椰子油會提高低密度膽固醇，而這種膽固醇正是心血管疾病的肇因之一，且沒有已知的可抵銷之有利作用，因此我們不建議使用椰子油。」這個協會在〈膳食脂肪與心血管疾病之建言〉中如此說。

就我們兩個過去從沒留意這類事物的普通人看來，這是某個百分之百有益健康的產品，卻被理應關注大眾福祉的組織抹黑的明顯例子之一。你不一定要信我們所說的，畢竟我們只是兩個尋常人，正因遵從了這類指引，結果身體出了大問題。這對我們沒有好處，但對製藥廠可是大大有利。

其實不難自己做點功課，並看出椰子油除了可增加高密度膽固醇（好膽固醇），也能極小量增加低密度膽固醇，使其分子較大且「鬆散」，而非小又黏稠。

當可很明顯看出不少重要細節被忽視或不予理會，彷彿刻意要導出如某個體制所願的結果，而非真相時，我們只能建議，與其假定從食品和製藥業獲得數百萬美金捐款的任何協會，都致力於增進你的健康和最佳利益，你倒是該考慮讓自己成為本身健康的最佳守護者。

以下關於椰子油的資訊，是來自於真正受到敬重、也獲我們信任的一些醫生。我們很感激他們讓我們學到的一切。

馬克·海曼（Mark Hyman）醫生

椰子油是一種中鏈三酸甘油酯（medium-chain triglyceride，MCT）。攝取椰子油對健康有很多好處，其中的幾點為：

一、減少體脂肪

二、有助於平衡賀爾蒙

三、控制食慾

四、降低胰島素含量

五、強化免疫力

六、還有非常多……

「椰子油攝取最多的幾個國家，心臟病罹患率最低。」

「一項針對較瘦、無罹患心臟疾病和中風的太平洋島民的研究發現，凡所攝取的卡路里有高達63%來自椰子油的人，雖然總膽固醇升高，但所謂『好』的高密度膽固醇也提高。」

* 我們不得不假定第一作者並未取得「好」膽固醇也提高的備忘資料，或者是根本不知道其他廣為人知對健康有益、且被許多傑出知名的醫生認同的任一項好處。

史蒂芬・辛納特拉（Stephen Sinatra）醫生

《膽固醇大迷思（The Great Cholesterol Myth）》一書之共同作者

以下是辛納特拉醫生和鮑登（Bowden）醫生在書裡分享的許多實情中的幾項：

* 總膽固醇很高跟心臟疾病有關連的假設，從未被證實。那是為了想賣更多 statin 降血脂藥的製藥廠憑空變出來的診斷。

* 膽固醇的高低並不夠格做為心肌梗塞的預測指標。只有約 50% 的心肌梗塞病人有高膽固醇，另外 50% 的人雖有高膽固醇，但並沒有心臟疾病。

* 近期的研究發現，statin 藥物跟罹患糖尿病的風險較高有關，而糖尿病正是心臟疾病的重大危險因子之一。

* 辛納特拉醫生和鮑登醫生承認，大藥廠忙著靠販賣有極糟副作用的降膽固醇藥給渾然不知的患者，賺進一年 310 億美金以上，而這些藥廠是把美國大眾的健康置於風險之中來成功獲利。

馬爾康・肯德瑞克（Malcolm Kendrick）醫生

馬爾康・肯德瑞克醫生是一項有將近7萬人參與的新研究的共同作者；他從中發現，「壞」膽固醇跟60歲以上長者因心血管疾病猝死沒有關連。

「從我們詳細的系統綜述中發現，年紀較長且低密度脂蛋白（low-density lipoprotein，LDL，即所謂「壞」膽固醇）含量高的人，活得較久，也較少罹患心臟疾病。」（Steemit.com）

我們跟你分享這個資訊，為的是再次向你證明一個要點，那就是你應該成為本身健康的最佳守護者。實際上當事關於此時，**你**才是世上唯一真正在乎你最佳利益的人。我們承認，從前我們從沒注意到這類事情，然而一旦我們敞開心胸去察看不同的資訊來源，就不可能再當做沒看到。我們覺得分享從他人那裡學到的一切，是我們的責任。

對於自己曾經歷的一切，我們真心感到幸運，也想盡一己之力幫助他人縮短從一無所知到通盤掌握的學習過程。我們倆在個人歷程剛起步之時，都覺得十分孤單，也都非常清楚記得，那時覺得我們倆彷彿是這世上自己所知唯一實踐生酮生活的人。

雖然剛開始我們做得並不完美，也費了不少心力不斷的練習、失敗、再從頭來過，但如今我們很渴望跟他人分享我們學到的一切。我們愈能讓那些初學者的學習過程避開冤枉路，看到他們繼續保持這種生活方式的成功率就愈高。

我們想分享的另一件事，對剛開始生酮生活的新手會是非常有用的資訊，那就是酮症、酮體、和生酮不適症。理解此三者的基本知識，是明瞭究竟何謂生酮生活的基礎。聽說生酮生活後決定自己來試試是一回事，但理解你為何該做，卻又完全是另一層次了。

進入生酮生活幾個首要步驟的第五項：

瞭解酮症和生酮不適症

酮症是另一個可能令人頓時感到困惑的名詞，是有原因的。羅伯．阿特金斯（Robert Atkins）醫生在 1972 年出版了他的低碳水化合物飲食減重書，更新後的平裝版則在低碳水化合物飲食法開始被大眾接受之時，於 2002 年出版。

伊安是在 1995 年初次讀到這本關於低碳水化合物飲食減重法的書，才接觸酮症這個名詞。大部分人雖已知何謂低碳水化合物飲食法，但對他們來說，是透過阿特金斯減重法的引介，才知道酮症這個詞。當時除了忍飢挨餓或長期斷食（仿照禁食）之外，大量減少糖分攝取是達到酮症狀態的唯一可行辦法。大部分人把酮症視同為用體脂肪當燃料的一種減重方式。

如今由於科技的進步，已有生酮補充品（參見後文）問世，而一些公司和行銷策略會用「立即補酮」來推銷，雖然藉由補充品來提高體內的酮體含量在技術上不算錯，但卻**不是**燃燒自己的體脂肪來獲取能量。這常令不瞭解生酮生活的人產生混淆。如此常被用於市場行銷，肯定會使人更加困惑。

且讓我們試著簡單說明，幫助你更清楚瞭解。就我們的看法，適當的用詞應該是生酮作用（ketogenesis）。生酮作用是肝臟中酮體的生成；這是利用膳食中的好脂肪和存在體內的體脂肪，轉換成酮體和脂肪酸釋放到血液裡。要這個過程發生，靠的是選擇：選擇攝取哪些食物，或是選擇斷食，讓飢餓觸發生存機制。

使用生酮補充品，例如 BHB（β 羥基丁酸）鹽基生酮補充品，能夠只靠飲用就提高體內的酮體含量，而這可用血酮計測出來。如此確實能夠很快提高此一能量來源的含量，不過這跟促使體內釋放儲存的脂肪到血液裡，經肝臟處理再生成酮體做為能量，是完全不同的。

生酮作用是將儲存的體脂肪或三餐攝取的膳食脂肪轉換，由此產生 3 種可測量到的不同酮體。這 3 種酮體的合成，簡單來說就是脂肪酸經處理，轉換成可用的燃料來源的過程，而酮體正是這個燃料來源。

什麼是酮體？

脂肪酸轉換成可用燃料的過程所生成的 3 種不同酮體，是乙醯醋酸、丙酮和 β －羥基丁酸。β －羥基丁酸是當中最大量的，其次是醯醋酸和丙酮。

當血糖低，就像平常還未攝取糖分來供給能量時，腦部會從酮體取得約 60% 到 70% 所需的能量。其餘所需的少量葡萄糖可以靠另一來源，即糖質新生作用（gluconeogenesis），由人體自行產生。就算任何不實資訊講的不一樣，但人體是能夠從碳水化合物之外的其他來源，生成其所需的少量葡萄糖。

瞭解生酮不適症

1995 年，伊安讀到阿特金斯醫生的書，便在某天決定不再攝取碳水化合物，並「實行阿特金斯減重法」。在起初的幾天內，他不只經歷了想吃東西的強烈衝動及糖依賴戒斷症候群，還感到渾身不舒服。他開始噁心、頭疼、全身酸痛，並出現跟感冒很像的其他症狀。伊安難受到差點馬上中止低碳水化合物日常飲食，只為讓自己舒服些。為何會有人為某種理由讓自己經歷這些不適感？

事實上，低碳水化合物的日常飲食方式經過了好幾年的運用至今，即便強烈的糖癮，再加上食品業者為了行銷產品，而投資大把金錢在誘發強烈食慾的相關科學和研究上，但唯一讓大部分人難以持續生酮生活的原因，是生酮不適症引發的症候群。

伊安在剛實行低碳水化合物飲食法的當時不曉得的是，一下子戒斷碳水化合物，就如他那時所做的，會迫使他的身體開始為取得能量而生成酮體。伊安也不知道我們每吃下 1 公克碳水化合物，身體就會積存 3 到 4 公克的水。

製造酮體的過程並不像打開和關上開關般。它需要一點時間的暫停，尤其當一個人數十年來都是靠燃燒葡萄糖獲取能量時。而釋放出積存在體內的水和其重量，會比製造酮體要快得多。對某些人來說，可能得花數天、甚至更久，血液中的酮體才能累積到測量得到的含量，得以當做能量來源。

我們都聽說過有其他人或朋友決定實行低碳水化合物飲食法後，體重便超快減下來。事實上，他們超快減掉的是體內釋出的水的重量。好消息是有些人很快就減掉極多水的重量，壞消息是只要他們一重新開始吃碳水化合物，便會以同樣快的速度復重。這種快速減掉水重量的副作用是電解質失衡。

電解質失衡，加上完全缺乏能量（葡萄糖或酮體）來源，是造成人們感到不適的原因。此狀況再加上如糖分之類的戒斷症候群，便被統稱為生酮不適症。電解質是人體健康的必要元素，這些營養素在體內須達一種平衡。

鈣、鈉、鎂、氯、鉀、和磷全都輔助身體的運作，如肌肉收縮、血壓調控、凝血功能、維持體液的平衡，還有骨頭和牙齒的健康、神經傳導、甚至心跳調節等，全都需要電解質。

導致電解質失衡的因素，包括從流汗過多和脫水，到大熱天在高溫下工作等。知道這點也有助於瞭解為何我們體內水量的快速變化，同樣會打亂體內電解質的平衡。

一旦決定要靠燃燒體脂肪獲取能量，有些人可能得花幾天或更久，體內生成酮體的程序才會開始，血液中也才開始累積到可測得的含量。測量計上只要超過 0.5 毫莫耳，就是酮症的指標。

對於決定開始生酮生活的許多新手來說，知道自己體內正在製造酮體是件激勵人心的事。尿酮體試紙曾是首選的測試法，而對那些剛起步的人來說，這也是很多人熟悉的唯一方法。

進入生酮生活幾個首要步驟的第六項：酮體檢測

我所認識實行「阿特金斯減重法」的大多數人，都從未讀過那本書。他們就只是直接決定「少吃碳水化合物」，並吃大量的肉，但對實行低碳水化合物飲食法之後會遇到什麼事，並不十分瞭解。他們就只是決定直接「實行阿特金斯減重法」。

為讓人明瞭我們所知，我們想為那些負起個人責任、決定開始生酮生活的人提供更多相關知識。以前，很多人就直接開始吃大量的培根和蛋，幾乎不吃麵包、義大利麵、及馬鈴薯；他們買了尿酮體試紙（尿液試紙），然後期待它變成代表「處於酮症」的紫色。有意思的是，如今開始生酮生活的很多人做法也一模一樣。

在使用血酮計多年並擁有極多檢測經驗後，我們可以跟你分享我們的發現，那就是尿酮體試紙還有所附的顏色比對表（顏色範圍從米色、淡粉紅、到深紫色），除了在起步初期可讓你知道體內含有酮體、感覺很新奇之外，所提供的有用資訊其實非常少。這些試紙只不過讓你知道身體把部分酮體排到尿液裡。好消息是你的體內正在製造酮體，壞消息是你一點也不曉得血中的含量是多少，而血中含量才是真正的重點。

我們親眼見過血酮計上的顯示幾乎沒什麼變動，同時尿酮體試紙上的顏色卻從一端跑到另一端，即輕度酮症至重度酮症。我們也曾親眼看到在剛起步時用了這種試紙的每一個人，都不由得給自己沒必要也毫無幫助的壓力。剛起步的新手很容易把淡粉紅色視為「失敗」，深紫色視為「獲勝」。然而這並非正確的態度，畢竟顏色比對表不過是讓你知道，若試紙顯現較深的紫色，便代表你從尿液排出較多酮體。我們看過當人們變得較「適應酮症」時，身體會更有效的利用酮體做燃料，而非從尿液排出。

我們曾遇到打從嬰兒期（仰賴富含好脂肪和酮體的母奶）後，體內酮體就可能從未增加過的人們，在開始實行低碳水化合物飲食法時，便滿心期待能立即看到效果。這是沒有從根本去認知到，用脂肪當燃料的適應過程是一種過程。

在經過數十年以燃燒葡萄糖做為能量首要來源後，或許理應給自己一些時間，讓身體適應用酮體當燃料的轉變；人體與生俱來的設計正是如此。適應狀況通常會隨時間逐漸改善，但還未適應酮症的人，則會將較多未用於產生能量的酮體在排尿時排出。人體不會像儲存體脂肪一般儲存酮體，而是將沒用於產生能量的部分排出去。基於這點，我們認為使用血酮 、血糖計是測量血中酮體含量最好的方法。

雖然現在市面上已推出呼氣式的測量計，但我們在對照測試中根據親身實驗和觀察所看到的是，呼氣式測量計會顯示 3 種讀數：

1、未處於酮症（跟血酮計相符）
2、處於酮症（跟血酮計相符）
3、深度酮症（無論它代表何意，跟血酮計無相對應之處）

根據我們的親身實驗，就如測試尿酮體試紙時一樣，我們試用的呼氣式測量計跟血酮計在「深度酮症」含量的讀數相比，並沒有顯示出絕對的範圍。

或許這項科技會隨時間有所改進，但根據我們多年來的經驗，我們認為血酮計是目前測量血液中酮體含量最準確可靠的方法。這種較準確的酮體讀數，能讓你知道血中含有多少可被用於產生能量的酮體，而不是從呼吸和尿液排出去的部分。

酮症就是將體內的酮體提高到相當含量，而透過選擇實行生酮飲食法，能促使自己的身體使用體脂肪做為燃料。人體絕對有能力自行製造需用來為身體器官供應能量的少量碳水化合物，而此作用被稱為糖質新生。這也是為何你從沒聽過必需碳水化合物這類稱呼。有些必需營養素我們顯然只能從食物或補充品獲得，但碳水化合物則非如此。

體內的酮體含量提高，也顯示此時體內存在著一種能量來源。酮體就像葡萄糖，會進入身體細胞並製造能量。若有足量的酮體，它實際上是更合適的燃料來源，而且不像葡萄糖一樣得需要跟胰島素配合來進入細胞。酮體消耗每單位的氧所製造出來的能量，比葡萄糖多將近 40%。腦部會從酮體獲得 60% 至 70% 的能量，而身體能製造少量的葡萄糖來補足剩餘的部分。

無論你可能聽説過什麼樣的迷思和誤傳（我們全都聽過，也仍持續不斷從媒體、醫界、健身業、大藥廠、以及跟糖尿病防治相關的協會聽到一些錯得離譜、完全偏離事實的説法），但我們親眼看到的是，跟我們配合的那些人得以減少和減輕藥量，到完全無須服藥，而且跟往日的自己相比，從未如此健康過。由此可知，並沒有所謂的必需碳水化合物。

最近的幾年間，市面上已出現體外的生酮補充品（exogenous ketones，exogenous 的意思是「外來的」）。隨著人們開始體驗這項新科技，也難免對這個技術和產品有所誤解。根據我們親身使用體外生酮補充品至今三年多的經驗，我們會推薦那些開始實行和有心維持生酮生活的人使用。對於之前受生酮不適症困擾的人來説，喝生酮補充飲品來提高體內（endogenous）酮體含量，已成了扭轉情勢的產品。

電解質失衡並且少了一種能量來源，加上儲存體內的葡萄糖快速消耗的同時，又得等待酮症讓酮體累積成新的能量來源，這一切都可能導致一個人感覺全身非常不舒服。很多人就是難以忍受糖癮作祟、催他們吃點碳水化合物就好的折磨感。

吉姆便是一個剛開始生酮生活，就馬上使用體外生酮補充飲品的例子。生酮飲品加上補充電解質，讓身為第二型糖尿病患者的吉姆，從一個以葡萄糖為身體能量來源又病懨懨的人，轉變成適應酮症、以燃燒脂肪為能量來源的人，而且無須忍受生酮不適症的**任何**負面影響。

當體外生酮補充品推出時，伊安是一家健身房的合夥人。其中一名教練給他看一只小塑膠夾鍊袋，裡面裝著白色粉末。老實說，看起來活像是電影《疤面煞星（Scar Face）》[1]裡看到的物品。伊安問他那袋裡究竟是什麼鬼東西，對方說那是「酮體」。

「你要拿它來做什麼？」伊安問。
「拿來喝。」那位教練回答。
「不管是誰跟你這樣說的，都大錯特錯了。」伊安對那位教練說。

其實弄錯的人是伊安，因為體外生酮補充品這項技術已經研發出來，也是真實存在的。在體內的酮體製造過程啟動的同時，能透過飲用，讓能量來源進入身體，已顯示是一個很有效的選項。用血酮計測試，可看出這種方法能夠增加血中酮體含量，對於目前正過渡到生酮生活的人來說，是很好的輔助。

接下來的幾個月，伊安拿自己的身體做實驗，親身測試幾種不同的調節方式。嘗試這項產品愈多次，他就愈感興趣。伊安確知的一件事是，使用生酮補充品使他感到精力充沛無比，不過最後的檢測將此歸功於徹底而完整的生酮飲食。

伊安從前經歷生酮不適症候群的痛苦回憶再次湧上心頭。他回想起以往有多少人就只因為不想再忍受生酮不適症，才會半途而廢。生酮補充品真的會是解決之道嗎？

譯註 1：1983 年上映的美國犯罪片，講述邁阿密一名大毒販的故事，由艾爾．帕西諾、蜜雪兒．菲佛主演。

伊安將碳水化合物的攝取降到最低的同時，也持續飲用生酮產品並補充電解質，因為他已從準備參加健美比賽的運動員那裡得知，身體減掉水的重量和打亂電解質平衡會出什麼狀況。

同時使用兩種補充品，效果幾乎可說是太神奇了！原本生酮不適症的各種狀況是那麼難以忍受，但這回幾乎煙消雲散。頭疼或身體酸痛都沒發生，也不會動不動就覺得很累或渾身無力。事實上，跟之前相比，根本是全然不同的體驗。使用體外生酮補充品，基本上等同是在等待體內酮體製造過程啟動、並逐漸累積到血中具有測量得到的含量之時，把那段期間少掉的能量來源喝進體內。它改變了整個狀況。

就如吉姆在他生酮生活歷程開始時，因為使用體外生酮和電解質補充品，而避免所有生酮不適症的狀況般，伊安也能複製這種經驗。我們已跟剛嘗試生酮飲食法的許多人分享這個簡單的解決辦法，並為他們減輕或消除痛苦的生酮不適症候群。

我們理解每個人各有不同。若你沒碰上生酮不適症候群，那太好了。若你跟我們一樣，這類補充品可就如同珍寶了。我們會向最沒經驗的新手推薦它。若有可能，不妨將這類補充品備在身邊。我們會強烈推薦，但它也並非絕對必要。然而若出現劇烈頭疼或身體酸痛的狀況，你終究有多一項選擇，而非只能強忍著撐下去。

假使你擁有能減輕或消除生酮不適症負面副作用的解方，又何必逼自己強撐著？

進入生酮生活幾個首要步驟的第七項：
補充品和生酮飲食

反對生酮飲食的爭議點之一，牽涉到微量營養素（micronutrients）。一直以來的說法是生酮飲食法不健康，因為實行這種飲食法的人無法攝取到足量的維生素、礦物質和其他微量營養素。買些綜合維他命或多種礦物質補充品非常方便，不過我們想提醒你，銷售這類理應很健康的補充品的部分廠商，會添加糖或麥芽糊精之類的成分在產品中。所以一定要細看標示。

開始這種新的生活方式，大大減少碳水化合物及糖分的攝取，並開始檢測血中酮體含量，好讓自己發現可能有什麼沒做到而使含量沒提高等，這段過程難免會碰上令人深感挫折的狀況。尤其令人無力的是，我們發現這是因為理應很健康的補充品，或是某食品廠用「生酮」或「適合生酮飲食者」來行銷的食品，裡面添加了某些成分所導致。結果在更仔細的檢查後，竟發現當中有相當含量的麥芽糊精之類的成分，因而影響身體進入酮症狀態的能力。

市面上還是有一些絲毫不會影響生酮作用的好產品。這取決於我們每一個人能否變得勤勞些，去確實閱讀標示而非猜想，去理解「生酮」二字已變成純為銷售更多產品而使用的行銷手法。再次提醒，想要真正確定你的身體是否受到某樣食物或成分影響，例如糖醇，唯一的辦法是在吃之前和之後都用血液檢測計測試一下。我們一向相當留意每樣合乎生酮飲食標準的食品是否都確實含有高品質的成分，也盡力跟自己的團隊配合，盡可能教導團員們其中的差異。

先前伊安跟人合夥經營一間健身房，常為會員及客戶提供膳食規劃；他對於補充品製造業一直抱持非常懷疑的態度。但如今伊安即使已經親身使用，也會推薦他發現真的有用、能提供正面效益的不同補充品和產品，不過他再次指出一點，那就是每個人各不相同。

市面上的確有些好產品，但我們也認為有一些並不值得花錢去買，或無法提供可測量出來的成效。確知的唯一辦法是你得親身試試。因為有些對某人有效，卻不代表對每個人都同樣有效。有些人有非常個人的問題必須去因應和改善或克服，別人則不見得有相同問題。

市面上有些補充品無法讓使用者立即看到效果。我們必須自己做功課，並相信目前找得到的相關資料說的是真的。我們得相信食品包裝上的標示所寫的成分和含量是真實不虛，也得相信負責監督補充品製造等產業的政府單位確實盡力去防止不肖業者把爛產品銷到市面上。

補充品製造業的確存在著必須遵守的規範和標準，但現實狀況是補充品並不屬於藥品；它們所受到的管制和規範跟藥品不同，受到的要求或監督也跟藥品不一樣，甚至世界各國負責核准藥品的機關都沒有完整周全的追蹤紀錄。

我們從親身體驗發現一些能提供成效和好處的產品，也嘗試並測試過很多足以讓我們指出恐怕無法提供任何實質益處的東西。我們也看過某些行銷廣告肆無忌憚的利用愈來愈多人採行生酮飲食法的趨勢，鎖定其中那些不知該如何去搜尋資料的人，還有追求快速見效、但此要求真的很不合理的人。

基於書寫本書的目的，接著我們將討論體外酮膠囊補充品。當體外生酮補充品剛出現在市面上，單項產品內的一份就要價 5 塊美金，但產品標示並沒有寫明這樣的份量當中含有多少酮鹽[2]。隨著更多製造廠進入市場，有些廠商便開始在標示中加入這個資訊，以凸顯他們和其他廠商的不同和資訊透明度。

若一般人現在開始做點功課、比較價格、察看標示的資料是否透明，就會發現它們的價格、成分品質、以及檢測血中酮體含量後顯示的實際結果，有很大差別。

最近我們檢視了某一品牌的酮膠囊；它每一份含有 4 公克 BHB（β 羥基丁酸）酮鹽。根據它的指示，服用 6 顆膠囊可攝取 4 公克的活性成分。但整瓶只有 5 份，不含運費和稅，一瓶就要價 50 塊美金。

相對的，在比較過價格、標示資料的透明度、成分品質及來源後，我們個人使用和推薦的唯一一種體外補充酮膠囊，每份提供 13 公克酮鹽，一瓶共 28 份，價格為 50 美元。

消費者會花每份 12 塊美金以攝取到 4 公克的酮鹽，還是花每份少於 2 塊美金就能攝取到 13 公克的酮鹽？然而可悲的真相是，其他供應酮膠囊體外補充品的廠商，所推出的產品也是一份約 12 美元的相近價格，卻甚至沒將 BHB 酮鹽的含量標示在他們的產品上。

譯註 2：ketone salts，通常呈粉狀的 β 羥基丁酸鹽基生酮補充品。

單單基於上述價格方面的理由，我們便絕不會推薦那當中的任何一項產品，也絕不會推薦沒在標示上清楚透明的標出酮鹽含量的任何體外生酮補充品。

我們相信科技以及提供新產品的科技發明，能改善生活與成效，也有助於人們順利過渡到生酮生活。我們也完全理解，不怕麻煩、勤於檢測和找資訊，對絕大多數人是很有用的。我們希望自己成為一種資訊的來源，為他人搜尋和發現新產品，並測試產品能否增進成功率，及能否提供真正有助人們的效果和好處。

雖然有些人很反對使用補充品，但同樣的，我們不站在絕對要或絕對不要的極端立場，正如我們尊重有人做了完全不用任何補充品的選擇一樣。我們對科技進步的事實也抱持開放的態度，對接納新技術的人同樣予以尊重。我們會測試新產品，而親身測得的結果，會是我們是否向他人推薦的決定性因素。

雖然我們的確會推薦經過親身體驗獲得成效和好處的補充品和產品，但我們決定不在這本書中分享。我們有一個「30 天挑戰」的團體；我們會在其中針對有助於我們的補充品或其他產品提出自己的心得和推薦。

在本章結尾，我們想對並非單為減重而改採生酮飲食法的一些人表示肯定。

貝西的故事

身為系統工程師的貝西 ‧ 普拉瑟（Betsy Prather）在持續生病近三年半後，於 1999 年 8 月被診斷出患有晚期散播性萊姆病。她經過兩次治療仍未完全痊癒，於是她辭職並試著與疾病共處。接著在 2001 年，貝西在懷第 3 個孩子時得了妊娠糖尿病，雖採飲食控制，卻無法改善情況。那段期間，她需要使用胰島素，因而更增高了她未來罹患糖尿病的風險。生產後才幾個月，她還割除了膽囊。

經過懷孕生產和忍受萊姆病影響的幾年後，她終於找到一位專研萊姆病的醫生；他發現貝西有萊姆病相關病原混合感染。這是第一次有人將生酮生活引介給她。醫生要她開始吃生酮飲食，做為療法的一部分，因為萊姆病的病菌是以糖為食。

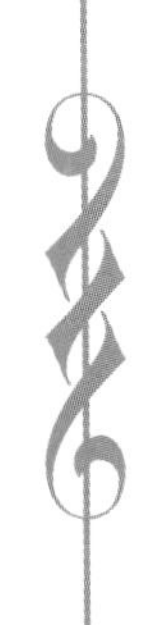

用不攝取糖分和碳水化合物的方式餓死病菌，對她的治療至關重要。經過了 15 個月的治療後，她又持續依照這種飲食法兩年多。然而，貝西最終在日常飲食中加回少量的碳水化合物，接著又採納了營養師的一些膳食建議，開始吃碳水化合物以及每日少量的 5 到 6 餐，以嘗試進一步達到她的健康目標。

回復吃碳水化合物和天然糖僅僅 3 年後，她被診斷得了早期雌激素受體陽性乳癌，並在一年內接受了 5 次手術。經歷了多番嘗試、錯誤和研究，她發現糖分與碳水化合物是體脂肪增加及雌激素升高的元兇，也很明顯導致她的其他身體困擾，包括眼型偏頭痛（ophthalmic migraines）、遲發性子宮內膜異位症、以及早期型糖尿病。在停止攝取糖分和碳水化合物並回到生酮生活後，她不再受這些病症的困擾，也有心開始協助他人處理類似的健康問題。

CHAPTER 4

西式飲食正危害我們

西式飲食危害我們的原因之一，是我們吃的食物含有大量的高果糖漿，還有食品業者其實在我們所吃的幾乎所有食品中添加了糖。光討論這類成分對人類多有害，在肥胖、糖尿病和心臟疾病等流行病中扮演著多麼推波助瀾的角色，就足夠讓我們再寫一本書。

我們每天和每年的糖分攝取量，遠遠多過人體與生俱來的設計所能處理的，於是我們的血糖調控系統無法如它們所設計的一般運作。人類每餐攝取太多糖分，結果使血糖飆高，胰臟開始釋出胰島素，讓過高的血糖降低到正常值。胰島素是一種賀爾蒙，可讓葡萄糖運送到身體細胞，以提供能量。當血糖失控，釋放到體內的過多胰島素可能導致血糖降到比正常值還低。

血糖低其實對於跟消化作用相關的其他許多賀爾蒙來說，是一個信號，代表該吃飯了。例如在中國餐館用餐後才不到一小時，我們可能發現自己的肚子竟然咕嚕叫，便會歸罪於中國菜。但其實這是因為攝取了碳水化合物後，體內胰島素含量也隨之升高，把我們的血糖從高降到低，因而導致這類飢餓的表現。

儘管那時肚子依然塞滿還未消化完的食物，我們還是會想找東西吃。胰臟為了把血糖降到正常而工作過度，沒法在剛好降到正常值就立即停止，結果血糖降過頭，身體便發出信號，使我們覺得自己好像還有點餓，所以就吃個點心。吃進了富含碳水化合物的食物，體內便存在了過量的卡路里，刺激過量胰島素的釋放，如此便形成儲存體脂肪的完美狀態。只要想像一下這類狀況一再發生好幾年或好幾十年。

我們日復一日變胖一點，日復一日更不健康一點。最後，血糖調控系統受損到甚至胰島素含量再高，也無法把糖分運出細胞。我們的血糖值開始愈來愈高，就連飯前血糖值也很高。

結果我們從醫生那裡得知自己罹患了第二型糖尿病，需要服用美福敏或格力匹來之類的藥物，最終還得用更多胰島素來控制血糖。我們聳聳肩，畢竟也不過是「得到」第二型糖尿病的患者數據中，又多了我們一個。我們什麼都不做，就只是乖乖服藥。

我們在此特別提及上段才描述過的簡單做法——即便那類場景早已一再重演千百萬遍，並沒有處理問題的根源，也就是**糖分**。糖分攝取太多，正是根本原因。倘若我們當年沒有攝取大量的糖分，因而導致一切問題，我們的調控系統就會運作得很好，血糖也不會飆高，導致胰島素隨之升高。

當我們的血糖降得稍低一些，只因為吃點東西的時候到了，倒也理應如此。人體會完全依照大自然最初對我們的設計去運作。此刻正是我們明白這個事實的時候：罹患第二型糖尿病是因為一個人自己的選擇。

我們日復一日、一餐接著一餐的選擇吃那些食物，是導致第二型糖尿病及需要用那些藥物控制血糖的癥結。把這個選擇權讓給政府、食品業者、大藥廠和醫界，正是過去以來使我們大多數人如今陷入困境的原因。是時候為自己擔起責任，因為其他所有人都讓我們失望了。

《糖尿病密碼（The Diabetes Code）》一書的作者傑森・馮

（Jason Fung）醫生提出一個概念，那就是糖尿病是一種肇因於日常飲食選擇、且需藥物治療的疾病。我們擁有自由意志去選擇不吃含有大量糖分的食物。是更多人睜大眼、敞開心看清事實的時候了。

我們深深感激從馮醫生和他的書裡學到的一切。我們祈禱有更多的醫生能成為像這位了不起的人一般啟發人心。大部分醫生往往著重於用藥物治療飲食選擇所引發的病徵，而非針對問題的根源，**糖分**。如今我們一再親眼見到，跟我們配合的人將糖分攝取量減到最少，同時跟醫生配合，以期減少或停止用藥。事實上，我們預期見到如此成果。

我們也擁有自由意志選擇繼續吃我們向來吃的食物，只要服藥就好。我們會建議，如果你依然保持這樣，你將得到的結果也還是會跟一直以來的相同。我們對自己指導的每個人提出的問題是，「這麼做對你行得通嗎？」我們相信我們所教導的是比較有益健康的選項。

第二型糖尿病是全球流行病，到 2020 年，它將影響 50% 美國人的健康。且讓我們弄清楚這點：到 2020 年。它的意思是，一個四口之家當中將有兩人罹患第二型糖尿病。比率提高到 75% 也不過是時間問題而已。倘若一直沒人站出來做改變，在比率升高到 100% 之前還剩多少時間？

雖然這些數據驚人到難以承受的地步，但我們明白解決之道十分簡單，那就是把糖分攝取量減到最少。

需使用胰島素的人當中，只有 **5%** 屬於**第一型**胰島素依賴型糖尿病。

這代表需使用胰島素的人當中有 95% 屬於**第二型**糖尿病，也就是說有 95% 的人需要用胰島素來控制因飲食選擇導致的症狀。這其中一定出了什麼大差錯，而我們目前所做的就是處理它。

如果全球的食品業者、大藥廠、和政府關心你的最佳利益，事情就不會如此。為何我們依舊繼續那樣吃？為何我們從小就被教導吃那些食物是有益健康的？獲得醫學會認可、加上食品業者和大藥廠吹捧的膳食金字塔，卻使得血糖如雲霄飛車般上上下下，這對健康一點好處也沒有。血糖雲霄飛車對產業收益是好事一樁，對我們的健康安好卻大有壞處。

第二型糖尿病會引發許多其他健康問題，例如心臟疾病、高血壓、胰臟和肝臟問題、糖尿病潰爛、皮膚問題、中風，還有許多疾病。不過我們對糖分和碳水化合物是如此上癮，使我們忽略了血糖正慢慢變得愈來愈高及失去控制。這種進展並非一天造成。

吉姆對此很有體會。以往他對糖分和碳水化合物上癮，體重重達 123.5 公斤。無論他怎麼做，都沒辦法讓血糖得到控制。伊安也曾有類似狀況；他身高僅 173 公分，但重達 113.5 公斤。我們倆都曾受血糖上上下下的困擾，不曉得選擇的力量正是為個人健康負起責任的答案。

西式飲食方式教導我們，碳水化合物對精力至關緊要，而早餐是一天最重要的一餐。我們被教導要少量多餐。這全是市場行銷，其設計就是為了讓我們購買和吃進更多食品。現今食品都經過加工處理，所以是非常策略性的影響腦部釋放出讓人感覺愉悅的化學因子。這是一種促使人們花更多錢購買食品的科學，而且購買的是那種會讓我們困在血糖雲霄飛車上的食品。

食品業者和大藥廠跟政府攜手共同維持他們財務及收支的穩健平衡，是一個無可反駁的事實。不幸的是，你的個人健康不屬於這個算式中的一部分或考量之列。我們打從心底明白，**自己**才是該為本身的健康安好負責的人，而不是業者，不是醫界，當然也不是政府。我們很肯定的認為，自己是本身健康的守護者，而這取決於你要不要擔當，沒人能替代你。只要西式飲食方式從數十年至今繼續慢慢危害我們，他們全都不用負責任。

大型連鎖餐廳針對一個月一次、一週一次、一天一次、以及三餐都來光顧的客人都有其策略；最後的一組人被稱為「重度使用者」。為何我們提到這點？因為速食業者對健康或你吃的食物品質一點興趣也沒有；這些業者的存在是為了賺錢。他們運用市場行銷並把食物設計得誘人口欲來賺錢。沒有東西像致命的糖分一樣能讓滋味更美好的了。

強烈的口欲衝動及體驗，使我們一次又一次回去吃更多。再加上幾乎所有美國城鎮的每個街區都有連鎖餐廳的得來速窗口，我們能夠開車進去點餐，幾分鐘內便拿到餐點，而如此進展到罹患糖尿病和肥胖等流行病的條件，就差不多齊備了。

每天我們都被零食、速食、含糖汽水的廣告轟炸，這是肥胖愈來愈普遍的原因之一。當你吃的每一樣東西都沒什麼營養價值，又含有大量糖分，於是問題就產生了。長久以來，我們都是精心設計的廣告和行銷規劃的實驗品，讓那些廠商得以賺大錢，但代價卻是絕大多數人的健康。

當前，肥胖、糖尿病、心臟疾病盛行的主要原因之一，是在食品業的資助和遊説之下，於 1974 年由參議員喬治・麥高文（George McGovern）簽署的政府飲食準則（Government Dietary Guidelines），並由此建構出美國公立學校奉行的膳食金字塔。因此，我們從孩童起便被教導要吃很多碳水化合物。沒錯，孩子們，你們需要吃進更多糖分！

政府確保並准許讓人們從年幼時便開始糖上癮，而美國糖尿病學會（ADA）和美國心臟協會（American Heart Association）也支持這些準則。你覺得背後可有什麼動機？而這就是我們所面對的體制。

回顧歷史，我們看到的模式是政府告訴我們該怎麼吃，而任何腦袋清楚的人都能明顯看出，那樣吃會導致人類隨時間變得更不健康。但藥廠在大量生產藥物以供你控制各種症狀的同時，可一點也不擔心。我們人類也許不健康，但經濟肯定好得很。

醫學已證實，若你停止攝取碳水化合物和糖分，你的胰臟和肝臟會自行修復。只要更改我們吃的日常飲食，就會矯正肥胖和糖尿病盛行的情況。一點簡單的改變，可以改善你的生活和健康。請把接下來的那句話讀進去，並好好思考及理解。一般人攝取的糖分多到嚇人；這是糖尿病和肥胖問題的根本原因。

歐洲的蔗糖業始於 1600 年中葉，才經過人類歷史中很短的一段時間，如今甘蔗便已成為僅次於穀麥和米的第 3 項最有價值的作物。回顧 1600 年代，只有富裕的菁英階級才吃得起糖。當時糖在人類飲食中占很小一部分，只能透過當地不同季節種植生產或野外採集得到的水果和蔬菜攝取到。

到了 1700 年，全球已開發地區的糖平均消耗量增加到將近一年 4 磅糖，占不到 1% 卡路里攝取量。到了 1800 年，數量增加到一年 18 磅，而到了 1900 年，一年則達 60 磅。不過 119 年後的今天，根據美國政府的統計，美國人平均一年消耗 152 磅的糖，也就是說一星期將近 3 磅。這是非常嚇人的數量。

雖然人體具有極佳的適應力，但事實是我們體內的血糖調控系統不是設計用來處理數量大到令人作嘔的糖分。糖分攝取量如此大幅增加的主要原因之一，是汽水的發明。在 19 世紀末至 20 世紀初，我們全都喜愛的各種汽水開始大量生產。從曾只有菁英階級才買得起糖的年代直到那時，大量製造讓一般大眾也能享用糖分極高的便宜汽水。一罐汽水就含有將近 11 茶匙的糖。

我們相信任何神智清楚的人都不會把 11 茶匙的糖倒進一瓶水或茶裡，然後喝下去。不過許多人每天把好幾罐高糖分的汽水喝下肚，卻連一秒鐘也不會猶豫。這顯示我們有多容易對自己攝取多少糖分毫無知覺，而且還只是從單單一項產品中。這個可悲的現況正對我們的健康造成危害，並且似乎一年年變本加厲，但人們依然視而不見。

這影響到我們生活的各方面，尤其是付出健康方面的代價。現在甚至還出現兒童罹患第二型糖尿病的案例。居然連兒童也無法倖免！這樣的數據相當嚇人。

美國新一代的爸媽們將一瓶瓶純糖果汁或汽水倒進他們孩子的嘴裡，毫不曉得這麼做將讓兒女未來為此造成的健康後果付出什麼代價。他們是把那些孩子養育成下一代的第二型糖尿病患者。我們確信食品業者、大藥廠和靠治療那類症候群賺錢的人們會感激這種早期訓練。看來若我們持續製造更多第二型糖尿病患者，他們將能一直販售因飲食選擇導致的症候群的治療藥物。

要做出正確選擇及克服誤認為碳水化合物是好物的童年早期訓練已經夠困難了，但當我們只因被某些食品標示上的成分混淆，尤其它們還被理應為大眾把關的組織認定為「有益健康」，因而自認做了較正確的選擇時，情況可能會變得更加艱難。

吉姆決定吃符合生酮飲食原則的零嘴，於是選了一袋炸豬皮。根據包裝上的標示，它的碳水化合物含量極低。吃了以後，吉姆檢測他的血糖，發現竟飆到 250 ！他挑的品牌零嘴中居然含有麥芽糊精。提起這件事主要是讓大家瞭解，你必須挺身守護自己的健康，弄懂那些成分是什麼。不妨花一分鐘讀讀標示，手機也存入一份政府准許廠商使用除了糖這個字以外其他同義名稱的清單。這些是我們在實踐「進入生酮生活幾個首要步驟」時必須養成的新習慣。

玉米及高果糖漿

光討論這個糟糕的成分和它對人類健康造成的影響，就夠讓我們用上一整本書的篇幅。就簡單一句：只要稍做功課，我們相信任何頭腦清楚的人都會得出同樣結論，那就是高果糖漿對人體有害。任何人若有別的說法，就是完全錯誤的。

美洲最大宗的作物之一是玉米，它是製造高果糖漿的原料，很多包裝食品都會添加這種價格低廉的甜味劑。高果糖漿的問題是它會像糖一樣被吸收，但代謝過程類似酒精，因而會增加 37% 形成脂肪肝的比率。我們認為，這種添加在很多食品內的糖代用品，正導致第二型糖尿病的罹患人數加速增長。只要一直吃經過加工的包裝食品，我們的健康就會持續衰退。警覺到這項成分有多無益健康，並慎選無添加高果糖漿的食品，以免將它吃進體內，是個人為維護自身健康所做出的一項選擇。

也難怪我們的孩子未來罹患第二型糖尿病的機率大增。這種成分在 1970 年之前還聞所未聞，距今不算太久，但才不到 40 年，我們便創造出一個世代的年輕人罹患了可預防的疾病，而且完全是出於不當的飲食選擇所導致。這從各個層面來說都是難以置信的。如此現狀涉及了我們稱之為「糖業的背後動機」的問題。

現今的食品為讓滋味更佳，添加了比史上任何時期還多的糖，而加工食品內的首要成分是高果糖漿，或者如炸豬皮之類不該含糖分的食品裡竟添加麥芽糊精，我們不認為這一切都是偶然。這全是為了讓產品變得更美味，誘人產生強烈口欲，而且吃了還想再吃。這類成分很多也經過善加設計，得以繞過腦部告知我們已吃飽、該停止吃的反饋迴路。這聽起來很瘋狂，但百分之百是真的。

當食物吃起來很棒，同時也會刺激腦部釋放感覺愉悅的化學因子，使你更想吃。糖分能促使多巴胺的分泌；它是跟以獎勵為基礎的行為有關的一種神經傳導物質。研究顯示，糖分比古柯鹼更容易上癮。這對食品業是個好消息，他們就是因此得以年年銷售更多產品。代價一直增加，我們也一直買單。朋友們，看出我們正隨著這個現狀走向何方了嗎？

到了某個階段，我們就必須成為個人健康最有力的維護者；這是自己的責任。而糖業的背後動機是真實存在的；不只是食品業者從糖上癮中得利，還包括跟他們攜手並進的大藥廠。胰島素是一年值 420 億美金的產業，並且年年增長。這全源自一點：西式飲食中糖分攝取量的轉變。這正是我們由內而外衰退的原因。

你或許會說：「好吧，伊安和吉姆，知道這一切是很棒，可是我該如何脫離血糖雲霄飛車這個永無止境的循環，還有改掉逐漸導致長期病痛，而非維持健康的日常飲食選擇呢？」

朋友，這並不容易，但又相當簡單。我們還有希望，那就是「進入生酮生活的幾個首要步驟」。

克莉絲汀娜的故事

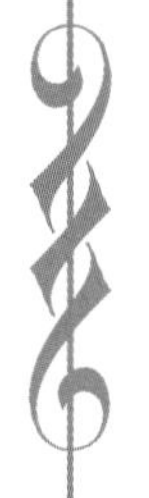
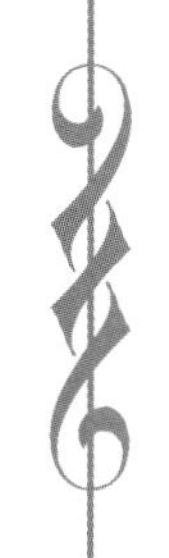

克莉絲汀娜 ‧ 錢尼—史密斯（Christina Chaney-Smith）在 2016 年透過某位共同朋友的介紹，認識了伊安。他嘗試跟她分享開啟生酮生活的資訊，但克莉絲汀娜當下認定伊安就是想推銷東西。她只不過是還沒準備好接受。

這段期間，克莉絲汀娜結了婚。即便她的體重持續增加，但仍得知自己很幸運的懷孕了。然而原本該是歡欣喜悅的時刻，克莉絲汀娜卻憂心忡忡，因為她擔心自己的體重是否會影響胎兒。幸好她和丈夫在 2017 年生下一名健康的嬰兒，不過她卻得了產後憂鬱症。此時克莉絲汀娜的體重達到她這輩子最重的紀錄，就連帶兒子出門去看約診都感到困窘不安。每回看到自己在鏡中的模樣都會哭出來。

克莉絲汀娜不禁祈禱，不只為自己，也為他人。若能獲得上帝的幫助，讓她減重並變健康，或許她的禱告也能讓別人得到庇佑。她禱告後的 3 天內，克莉絲汀娜便開始從好幾個地方收到她需要知道的訊息。「如今你們求，就必得著。」[1] 克莉絲汀娜又聯繫到伊安，並加入他們的生酮飲食支持團體。她抱持開放心態，並盡其所能學習和協助其他新團員。

克莉絲汀娜懷抱著讓新成員能夠更成功的希望，分享了個人的經驗和遭遇到的挑戰。對於測試電解質補充品和防彈巧克力之類的新產品，她的態度變得開放，也開始確認出哪些對她有效和沒效。伊安請克莉絲汀娜協助他及貝西一起管理生酮生活群組，而她答應了，並且成為親如家人的一份子。

或許也很必要一提的是，經過這段時間後，克莉絲汀娜減掉超過 51 公斤的體重，如今的她判若兩人。隨著她孜孜不倦的支持新成員從頭開始，她的禱告也持續得到回應。

譯註 1：出自聖經約翰福音第 16 章第 24 節。

CHAPTER

5

我們生來就能吃生酮飲食

人類天生就能吃生酮飲食。自古以來，我們的祖先便是獵人和採集者。早在穴居人存在地球的遠古時代，人類就靠著打獵、捕魚、和採集大自然的可食果實和植物維生。

我們輔導他人過渡到生酮生活時，曾一次又一次親眼看到一個事實，那就是人類開始依照人體與生俱來的設計吃，就如同我們以漁獵採集維生的祖先的吃法，身體便開始自行修復。

遠古部落、因紐特印地安人[1]、以及雨林地區部落，在開始吃含有大量糖分及加工的有害成分的西式飲食之前，根本無須應付現代的文明病問題。有大量檔案顯示，澳洲原住民原本體格精瘦強健。但當他們接受西式飲食和所有含糖食品後，便開始遭遇心臟疾病、糖尿病、肥胖等同樣的健康問題。不妨觀賞紀錄片《神奇藥丸（The Magic Pill）》，自己看看當這群人開始重拾祖先的飲食方式，復原和健康也跟著回來了。

{ 因紐特人悖論 }

地球極北地區村鎮的原住民部落和居民，大多從漁獵獲取的動物身上取得豐富的脂肪和蛋白質。這是他們幾千年來的生活方式，直到近代人開始移居並興建村鎮及城市，將工業革命帶入這些偏遠地區。

譯註 1：Inuit Indians，美洲原住民之一，居住在北極圈周圍，包括格陵蘭、阿拉斯加、加拿大北部等地區。

早期阿拉斯加的因紐皮雅特人[2]和尤皮克人（Yupiks）、加拿大的因紐特人和因紐維克人（Inuvialuit）、因紐特格陵蘭人、及西伯利亞尤皮克人，能採集到野外蔬果的時節很短。北極圈夏季時才有的莓果，實在是稀少難得的時鮮。他們沒有現成的乳品，沒有菜園或 24 小時便利商店可供採購，也沒有政府、食品業者、膳食調整大師們似乎很堅持倡導的「均衡飲食」，那麼這個族群是如何存活了如此多世代？

為何當這群人開始接納那種很棒的「均衡」飲食後，也開始跟其他人類族群一樣遭受相同的病痛，如心臟疾病、第二型糖尿病及肥胖所影響？我們是可以花好幾小時寫出針對這個主題的所有相關研究資料，但我們建議你自己做點功課。所有證據都很容易取得，也清楚易讀，只要有人真的願意費心看一下。在你下決心成為個人健康的最佳守護者，並自己做功課時，這會是非常強大的助力。搜尋引擎是你的好朋友。不妨做點功課！

從研究早期原住民飲食中所能得到的最大重點之一，是實際上光吃肉，尤其是瘦肉，即便對那些原住民來說也不健康；他們吃的其實是好脂肪。那些原住民的日常飲食中，有超過 50% 的卡路里來自於動物、冰冷水域魚類、及其他海中生物的脂肪。

面對事實吧。打從 1950 年代起，膳食脂肪就被抹黑。我們被告知脂肪會堵住動脈，導致心肌梗塞。吃油脂會使你變胖，脂肪是導致人們所面對的一切健康問題的肇因。政府、醫療機構、大藥廠，全都搶搭倡導低脂與高碳水化合物日常飲食的列車。

如今美國的肥胖、心臟疾病和糖尿病相當盛行。每一年都有青壯年人被診斷出患有這些疾病，而且一年比一年多。另一個持續增加的重要數據是什麼？是糖分攝取量。這就像房間裡有一隻無比巨大的大象，很方便就視而不見。我們被告知應該做更多運動、乖乖服藥就好。

工業革命
從農場移居到城市

另一個容易搜尋到的歷史資料是工業革命。它在 1700 年代末始於英國，從 1800 年代到進入 20 世紀時擴散到全世界。在世界歷史中這段 200 年多的時期，徹底改變了全球各國的社會。就如人類的一切作為般，有些事物得到改善，有些則遭受遺害。為本書需要而以最簡略的篇幅來概述這段時期，我們想提出幾個事實。

在工業革命開始之初，大多數人住在小城鎮周邊的鄉村地帶，種植農作，打獵和捕魚以取得肉類，飼養家禽、家畜以供自家食用，一切所需工具物件都是自家手工製作。等進入工業革命時期，隨著紡織業擴張，緊接著冶金技術的改進，使得鑄鐵工藝被大量製造的鋼鐵淘汰，也見證了技術的突飛猛進。鋼鐵成了大量製造工具與機器的必要材料，因而得以大批製造器具、機械、船舶、和大型建築與其他基礎設施。

當蒸氣引擎，包括火車與蒸氣輪船，開始改變全球的貨物運輸，工業革命也持續轉變運輸工具的面貌。緊接著，由於汽車的大量生產，各種商業活動開始如雨後春筍般出現，所有想像得到的產業也興建起愈

譯註 2：inupiat，因紐特人的一支。

來愈多的工廠。這些工廠和廠主們都需要員工。

工廠的位置鄰近較大型城鎮，因為那也是交通運輸樞紐的所在。更多人開始從家庭式小型農場移居到城鎮地區。隨著從事農耕的人變得較少，大公司也開始跟隨其餘工商業的腳步，大量生產食品。就如家庭式小型農場從豐收得到盈餘，食品業者也訂定並聚焦於相同的目標。

一家公司的生存跟賺錢與否息息相關。就如自工業革命以來浮現的諸多議題一般，食品業得到很多驚人的技術進展和好處，但在此同時，所有產業也遭遇擴張的很多負面影響。

基於書寫本書的目的，我們想指出，若你肯花點時間做些功課，便能從歷史中學到很多。簡略來說，工業革命在世界各地，包括當時尚處於建國初期的美國，造成了人類的大規模遷移；人們從鄉村家庭式小型農場遷居到較大的城鎮，那裡正建起工廠，公司需要雇人。因此，很多原先耕種自家土地的人隨工作型態的改變，變得較少辛苦勞動，並將為食物品質把關的職責交給他人，包括食品業者。而那些大企業的規模只會隨時間愈來愈大，對市面上食品品質和當中成分的操縱愈來愈多。

「有錢能使鬼推磨」在此處的確沒錯。有錢就能訂定規則。花大錢遊說政府，大筆捐款能左右高等教育機構的教學。錢能影響研究，包括臨床研究、研究結果、和有利於出資者的結論。

許多勾結的發生，致使政府倡導膳食金字塔，為不斷增加的碳水化合物攝取量啟動了穩定提高的趨勢，而膳食脂肪則開始被污名化成所有健康問題的肇因。

大企業、學術界和政府開始操縱大眾

根據數家大型新聞機構在 2016 年夏天的報導，糖業的幾份內部文件被舊金山加州大學的研究者發現，並刊登在《美國醫學會內科學》期刊（JAMA Internal Medicine），當中揭露了 50 多年來營養和心臟疾病的相關研究遭到糖業的操縱。「究竟為什麼會發生這種事？」也許你會這麼問。

文件揭露一個名為「美國糖研究基金會」（Sugar Research Foundation）、現改名為「糖業協會」（Sugar Association）的貿易團體，付現金給哈佛的幾位科學家發表文章，內容是關於脂肪、糖、以及它們在心臟疾病中扮演的角色。文中引用的研究是由這個糖業貿易團體指定，以污名化脂肪，把糖輕輕放過。這篇文章發表在《新英格蘭醫學雜誌》（New England Journal of Medicine）。

哈佛的這幾名科學家如今都已過世，但其中值得一提的是馬克・赫格斯特（Mark Hegsted）博士；他之後曾被指派為美國農業部營養部門的負責人。1977 年時，正巧就是他協助起草後來成為聯邦政府膳食指南的文件。在我們看來，這些由政府發佈的指南，很可能就是美國罹患肥胖、糖尿病、和心臟疾病的比例爆炸性增長的絕對主要因素之一。

另一位科學家菲德瑞克 · 史塔（Fredrick J. Stare）博士則是哈佛大學營養系的系主任。顯然在那篇綜述文章發表於醫學雜誌的當時，並沒有要求研究者揭露是誰出資贊助研究。直到1980年代中期，《新英格蘭醫學雜誌》才開始做這類要求。

糖業協會到現在依然聲稱，即便數十年來出資者的資訊不透明，但他們的研究結論是糖分「並不是導致心臟疾病的單一因素。」

此外，還有許多過往資料顯示，汽水和糖果業業者刻意淡化含糖汽水在肥胖問題中扮演的角色，並且聲稱愛吃糖的孩童其實比不吃的體重要輕。

這是否令人訝異？糖果（糖）竟是如此健康的食品，居然使得孩童的體重較輕。1960年代的一些資料顯示，糖業高階主管曾跟同業的其他人討論一個「透過我們的研究、資訊和立法」來轉變和形塑輿論的計畫。

倘若你還不相信那些大公司事實上操縱了一切，包括政府（立法）、教育體系（資訊、造假的研究等，包括錯誤的研究）、到醫療機構，是該清醒面對真相的時候了。他們那樣做只為了一個理由，就是**獲利**。實際上，研究會如此偏頗，是「有錢能使鬼推磨」的直接後果。我們再次看到，有錢的那些人一邊賺錢，一邊編造出對他們自己有利的規則。

糖業掩飾其作為的同時，反脂肪的遊說者正好登場。安塞爾 · 基斯

（Ancel Keys）或許是當時對這項討論最有影響力的唯一一人。這位來自明尼蘇達州的生理學家，從 1950 年代末起提出他的理論，也就是飽和脂肪和膳食膽固醇是造成心臟疾病的元兇，並著手證明他的理論是對的。

安塞爾 ‧ 基斯的「7 國研究」（Seven Countries Study）至今仍引發激烈的爭議。他在這份研究報告中根據自己的發現下了一個結論，那就是膳食中的飽和脂肪造成動脈堵塞、心臟疾病、和心肌梗塞。簡單來說，他研究報告裡的那幾個國家，膳食中都含有大量脂肪，也最常罹患心臟疾病。不同意的人指出，有很多國家的國民都攝取大量脂肪，但並沒有較多的心臟疾病病例，但這點卻在他的研究發現中被刻意漏掉。爭議點在於他想找出一個確定的結論，但卻只將能證明其理論的資料納入研究報告中。

那些同意他及其發現的人，為安塞爾 ‧ 基斯的方法及資料激烈辯護，並替他為何遺漏其他那些國家找藉口，但當細查支持他報告的一些團體，便顯示他們當中很多都有自己的動機，例如提倡純素食主義等。

我們在本書前文提過，我們只是兩個普通人，教育程度不高，曾長期吃標準美式飲食，並苦於因那種飲食造成的生理健康問題。我們盡了自己最大的努力，成為自身健康的最佳守護者。我們也竭盡所能，運用找得到的資源，自己做這方面的研究，當中也包括其他很多我們相信正影響同為人類者健康的議題。

有時，當持不同看法的各方各派和持較極端意見者，都針對這些頗具爭議性的發現和研究提出贊同和反對的論點，尤其是教育程度高的學者、醫生、和其他真的很聰明的人也參與其中，但似乎沒人有共識時，可能會很難抉擇。然而這取決於你站在哪個立場，還有爭論的背後是否牽扯到極大的利益。

我們的看法是，糖業從 1950 年代起便讓爭議一直保持無明確結論的狀態；只要手指別指向它們就行了。畢竟一旦有了結論，食品業者、大藥廠、和醫療機構都會受影響。糖業數十年來盡其所能，歪曲和轉移糖在導致肥胖、心臟疾病、或糖尿病方面所扮演的負面角色。根據我們在前幾段提及已揭露的資料可知，這是一個無從爭辯的事實。

自從安塞爾 ・ 基斯於 2004 年過世後，歪曲和轉移的手法仍繼續混淆視聽，試圖讓大眾搞不清楚我們所目睹的肥胖、心臟疾病和糖尿病在全球盛行，還有這些流行病無疑正在發生的現況，該怪到誰的頭上。

我們只是兩個單純的人，以往的日常飲食方式都是依照他們所教導的，就像數十年來學校教導學童的膳食金字塔般。我們倆以前都非常胖、身體也很差，就如現今數量愈來愈多的大部分人類一樣吃標準美式飲食。為了便於理解，我們試著用簡單易懂的方式來說明。

且問你一個問題。當你把麵粉、糖、和油（脂肪）混合在一起，你會做出什麼？

做餅乾用的麵團！！我們相信也曾看過這些材料在人體內混在一起

後，在動脈形成一種特殊的團塊。我們確實 100% 同意，每天吃綜合這所有材料的食物，很容易導致肥胖、心臟疾病、和糖尿病。

且不論安塞爾 · 基斯在他的研究中挑了或沒挑哪些國家，以及他是否精挑細選了 7 個國家，以確保會得出他想要的結果，我們都需指出他在研究中顯然**沒有**考量進去的東西，那就是一個無從爭論的事實：自 1800 年代末糖開始以汽水的形式及十分低廉的價格普及到平民大眾，到 1950 年代末基斯開始他的研究，再到他於 2004 年過世，最後到你讀這本書時的今天為止，糖分的每日攝取量已不斷攀升。

每個國家的糖分攝取量都在持續增加，不光是基斯含括在他研究裡的 7 國，也包括他排除的那些國家。我們毫不遲疑的相信，糖分與脂肪的結合導致了我們正目睹的那些流行病。

我們之所以相信這點，是基於我們如今已跟太多不同的人共同體驗過太多回，當人們做出完全不攝取糖分或大幅減少糖分攝取量的選擇，結果便是健康變好。但我們可以很肯定的說，完全不吃脂肪的結果可不一樣。我們美國肥胖、心臟疾病和糖尿病的盛行，很大一部分是因為數十年來提倡的高碳水化合物與低脂飲食。

當人們停止攝取糖分，會出現一些驚人的好處。血糖如雲霄飛車上上下下的狀況停止發生。當血糖值變得穩定，遽升的胰島素也因而平穩下來，如此體內便停止進入儲存脂肪的模式。如果他們的血糖稍降一點，就表示真的是該進食的時候了。

我們親眼看過這些人以前因攝取過量糖分而在體內積存多餘的水分，但飲食改變後，這些具相當重量的水便全部排出。排出這些形成體重一部分的多餘液體，對不少健康問題有益處。每攝取 1 公克的碳水化合物，身體便會滯留 4 公克的水。這顯示維持低碳水化合物飲食的方式，對保持體內不滯留多餘水分的重量相當重要。

當糖分攝取量限制在夠低的程度，並持續一段夠長的時間，身體會開始將儲存的體脂肪釋放到血液中，並處理肝臟的脂肪，還有生成酮體。這些化學分子能夠通過細胞並產生能量，就如葡萄糖的作用一般。

生酮作用，或者說以脂肪生成酮體，是在實行生酮飲食法期間導致脂肪減少的機制。將體脂肪和體重降低到健康程度，對整體健康有極多好處。事實上，已證明在細胞層級中，酮體消耗每單位的氧能製造多近 40% 的能量，且酮體有驚人的抗發炎物，保護神經的功能也令人驚奇。靠限制碳水化合物來提高血液中的酮體含量，自 1920 年代起便是治療兒童與成人癲癇的首選方法，如此能將兒童和成人發生抽搐的情況減少，甚至消除。

另外，日常飲食中將糖分攝取量減到最少的正面結果還有以下幾項：
* 讓上上下下的血糖及因應那些波動的胰島素平穩下來，回復正常。
* 排出多餘水分的重量。
* 啟動生酮作用，運用脂肪當燃料，體重下降。
* 血糖值正常化並改善。

* 隨著血液中酮體含量的升高，很多人都覺得精力變好，思緒變清晰，而且酮體具有保護神經的作用。
* 隨著體重減輕到較健康的程度，血糖變正常，精力也改善，人會感覺較舒暢，較有活力。
* 隨著一個人開始維持適當體重，身體便停止釋出那麼多儲存的脂肪到血液中，因此可看到原本膽固醇高得嚇人的數值改善，血脂也降到正常，最要緊的是低密度膽固醇分子變得較大而鬆散，不至於黏附在一起造成堵塞。

容易黏附的較小分子不再出現，最重要的是隨著體重愈漸輕盈，身體各處的發炎反應，包括血管壁，都減輕或消除，而發炎反應是醫生視為所有疾病和不適的主因。

我們曾看過自己的血液檢查，也有其他很多人分享他們的血液檢查結果，都發現肝酶和脂肪肝問題有極大改善，而我們所做的也就只是降低或大幅減少日常飲食中的糖分攝取量。即便被警告過吃好的脂肪會讓脂肪肝變嚴重，但把糖分從日常飲食中剔除後，情況卻正好相反。我們曾一次又一次親眼見證，當大量減少或停止攝取容易造成發炎的糖分，身體便自行修復。發炎消退，所有顯示發炎的指數也改善。

我們也再三目睹有些人決定開始生酮生活，但從來沒做過血液檢測。他們不知從何著手。接著基於某種原因，他們去看醫生並告知目前正在吃生酮飲食。無論在那當下他們的身體情況有何進展，通常醫生仍要他們做血液檢測，檢查膽固醇、肝酶等。

而且就算因為之前數十年都吃標準美式飲食，導致一個人現在面臨健康危機確是事實，但等到血液檢測報告回來，無論有什麼較差的結果，都會怪罪到才剛實行沒多久的生酮飲食法頭上。

我們認為任何人把數十年來不當的飲食選擇造成的後果，歸罪於短期改變的飲食方式，是不坦誠、短視、和懶惰。我們也相信，當那些人體重降下來並維持穩定 3 個月後，血液檢測將會顯示「新的正常」。身體不用再釋出儲存的多餘脂肪到血液中，血脂數值也會正常化。

如果你屬於上述正等待檢測結果且可能將會被嚇到的人，我們強烈建議你替本身的健康安好做主。你必須建立起一種心態，那就是在你還沒達到三個月後維持穩定體重的程度，目前的數值都只是暫時的。

我們建議不妨把在剛開始生酮生活時所做的血檢，當成是一個將重獲健康的基準線或起始點，也建議你誠實檢視你的健康體重目標應該是多少。你所設定的減重目標最好每週不要超過 0.45 公斤，因此只要簡單的計算，就知道應該需要多少個星期來達到你的健康體重目標。我們本身在體重減到目標數字、日常飲食攝取控制在個人巨量內、控制維持卡路里量以保持目標體重之前，是不會對血檢結果感到憂心或有壓力，我們都已親眼看到自己在幾個月內確實做好那些事項後，所有檢測數值都變正常。

事實是，若你在此之前從沒留意過自己的血檢數值有多糟糕，那麼何不從現在做起？特別是知道了目前這一短時間內的情況，是你之後重獲健康並讓身體狀況步上正軌的起點。

如果你有了基準線，卻看到在開始生酮飲食後數值變差，較實際的做法是明瞭若要用體脂肪當燃料，它就會被釋放到血液中，再轉化成酮體，所以在這段期間血脂增高是合理的。

等到處於穩定維持期，身體不會有那麼多脂肪釋放到血液裡，此時血脂也會順理成章的下降。我們主張在目前這一小段時間內給自己一個機會，仔細看看事實。你現在的身體狀況是過去行為日積月累造成的結果；不妨誠實面對，你是經過了多少日子讓自己變成現在這副模樣。倘若一個人累積了 22.7 公斤的體重要減，那麼就該知道自己需要花大約 50 個星期。

跟吃標準美式飲食數十年，讓自己的身體變成現在的狀況相比，你該能明白和坦然接受，花 50 個星期來達到體重穩定維持的階段，可算是蠻短的時間了。不妨以這樣的心態替自己打氣，為你本身的健康安好負起責任。

堅持否認生酮飲食法的結果和好處的聲音，來自各種不同領域。而我們的任務是繼續分享事實，一次一個人，以我們的方式透過各種辦法，竭盡所能教導他們，並提供更正確的資訊。我們希望瞭解他們拒絕承認人類生來便可靠吃生酮飲食維生，是出於什麼動機。

糖在本質上並非邪惡的壞東西，不過我們希望在這章前段提及有心人有能力為利益而操弄的手法，可讓你看到一個真相，那就是乖乖當個好消費者，讓那些人賺大錢，你付出的代價甚至會是你未來的長久健康。

就算教育程度高的人也有辦法被金錢操縱。科學研究被操縱，因而得出有利於研究出資者的結果。大眾並沒有贊助這些研究，但大公司有。大藥廠就等在那兒，生產出另一種所有人都得服用的藥。

醫界不過是照他們被教導的去做。如果你問你的醫生，他在醫學院時研習營養學的時數實際有多少，可別被只占總時數幾小時的答案嚇到。另外，學院資金的背後都有大企業的資助，因此這些醫生們只不過是依照他們受到的教育去行醫。

當醫界從開那些處方當中取得回饋，而這不僅成了收入的一部分，也是他們所受教育的經費來源時，不難認定我們有一個已就定位的制度，從大企業、醫療機構、教育體系、到各國政府等各個不同層面，一起攜手，以大眾健康為代價，從這個制度大賺其錢。

我們相信，是把大眾真正的健康安好置於那些利益之前的時候了。我們並非反商或反醫，或者甚至反政府。我們反對的是那個制度數十年來從糖業的背後動機獲得利益。或許理應進行一個由中立的第三方主導的大規模研究，來證明當人們將日常飲食中的糖分減到最少後，實際會發生什麼情況。

他們為控制血糖和血壓服用的藥物劑量是否有變化？當他們達到健康目標體重並維持下去，膽固醇數值是否改變？我們認為應該會有所不同，因為我們已看到結果了。

安東尼的故事

安東尼 ‧ 加雷多（Anthony Galetto）是一位來自紐約市的義大利裔美國人，也是單親爸爸，曾加入海軍為國效命。自從他在 2001 年 911 事件那天遇見吉姆，一切都改變了。那時安東尼雖已從海軍退役，結果卻在 911 事件現場擔任現場應急人員幾個月，然後安東尼又重新入伍並加入伊拉克戰爭。

第二次自海軍退役後，安東尼被紐約市時代廣場的一家知名飯店雇用，擔任工程師。打從 2012 年，他便受不同的 3 種傷困擾，都得開刀。84 個月當中，有 33 個月都在等待術後復原。33 個月盯著房間的四堵牆是很長的一段時間，他想得太多，也變得愈來愈憂鬱。安東尼什麼都沒法做，只能胡思亂想和吃東西，而這兩者都加重他的創傷後壓力症候群（PTSD）。

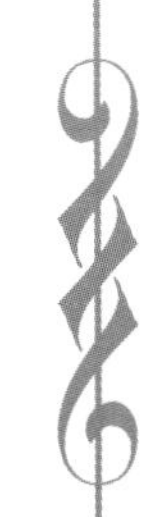

2018 年 6 月，他的海軍老弟兄吉姆聯絡上安東尼，分享生酮飲食在他身上發揮的成效。弟兄們會互相關照，這跟創傷後壓力症候群使他們失去很多弟兄一樣，是大家都心知肚明的事實。吉姆把他發現真能對自己有效的一些做法跟安東尼分享。

那時，安東尼正坐在家裡，等待著前十字韌帶與外側副韌帶裂傷的賠償批下來。勞工賠償的負責單位慢條斯理，而他忍受著極大的疼痛。結果安東尼直接告訴吉姆，「我沒空聽這些騙錢的花招。」

到了 2019 年 1 月，他術後的膝蓋狀況改善不多，也感到很挫折。身高 160 公分的他，體重竟達將近 86 公斤。之前他總有辦法壓下或忽視的創傷後壓力症候群，開始升級到焦慮和恐慌發作，而這是安東尼過去從未經歷過的。

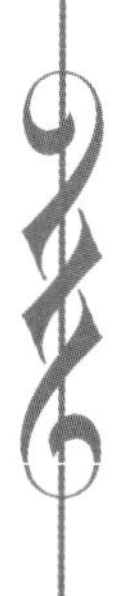

幸好吉姆留意到這些改變，並以一種只有患難兄弟能做的方式，要安東尼採行生酮飲食和認識防彈咖啡。安東尼同意了，結果才短短兩星期，他的整個生活、心理狀態、外觀及心態都有了 180 度的轉變。安東尼感到整個人都覺醒了。

當他將糖分攝取量減到最少，修復的不只是心理，也包括生理。安東尼不到 4 個月就減掉 13.6 公斤，如今的他覺得不論在心理上和生理上，都比他 20 多歲時更好。

安東尼加入了吉姆和伊安原創的「進入生酮生活幾個首要步驟之 30 天挑戰」，並很快理解到自己很喜歡跟團員們分享所學。情況竟在那麼短的時間內翻轉，仍令人感到驚奇。

知道外面還有很多人自己默默承受病痛，安東尼便決定開始跟其他新手合作並傳授他所學。有時很難理解為何好人會遭遇如此困境，直到明瞭經驗能以任何辦法都辦不到的方式協助他人。

CHAPTER 6

別拿你的歷程跟他人比較

比較是偷走快樂的賊。每個人各有不同；你會聽到我們一再重複這句箴言。每個人各有不同。

我們看到最大的敗筆之一，是有人開始拿別人的成果跟自己做比較。我們各有差異，包括性別、年齡、感受到的壓力程度、活動量、所吃的食物類型、認真程度、動機，都不一樣，而為何追求生酮生活的結果和好處，理由不盡相同，賀爾蒙和代謝問題也不同。

對某個人或許絕對是最好的選擇，用到另一個人身上卻可能一點也行不通。某個人也許把碳水化合物減到一天 50 公克，就得到很棒的成果，但另一個人將碳水化合物減到一天 20 公克，卻似乎沒有任何進展。某個人似乎得到不可思議的絕佳結果，因為他們一開始就減掉一大堆積水的重量，同時另一個人辛苦了老半天，卻什麼重量都沒減。為何會如此？就是因為每個人各有不同。

我們也親眼看到很多肥胖的人其實沒吃多少食物；他們並不符合過重的人都是暴飲暴食、餐餐吃很多的刻板印象。當我們深入瞭解得更多，便發現這類人當中很多都覺得只要少吃，就有助於減重。

然而為了減重，他們之中有些人減少每餐份量，有些人少吃一或兩餐，有些人則減到一天只吃少量的一餐。但其實這麼做，等同於訓練自己的代謝放慢到一個程度，使得身體只要一有卡路里進來，就全部保留。

他們沒有精力或動機讓自己振作和動起來，也常覺得全身不舒服。有些人會依照那樣的模式一連做了好幾年，甚至很多人是持續了數十年。可是那些代謝問題並不是像電燈開關般，可以一下子打開或關掉就解決了，而是要花時間達到一種體內平衡的模式。他們若想回到所謂的「正常」，應該要重新訓練，把代謝率提高。好消息是人體具有可重新設定的驚人能力。

每個人各有不同。有些人快速獲得成果便大肆吹噓，只要有人願意聽，就到處說他目前「正實行生酮飲食法」，體重很快就減下來，而且生酮生活是他所做過最簡單的一件事。但我們會警告這類人；你愈快獲得成效，可能也愈快出現負面的結果。這類狀況我們聽過數千遍。最快半途而廢、從此不見人影的似乎也是這類人。不再繼續做他們所做過最容易的一件事，體重便又回升，速度跟減掉一樣快。大致來說，這些快速成果所減掉的是水的重量，只要嚴格限制碳水化合物攝取量，就會自然排掉。如果一個人再度攝取糖分，水又會像以前一樣積存在體內。

每個人都不一樣，而比追求速效真的更為重要的是，明瞭我們的身體與生俱來就適合生酮生活，因此我們稱它是一種生活方式，而非一種飲食法。這麼吃真的是一種生活方式，因為當我們一停下來不做，結果就是回到跟過去一樣。我們的身體會發炎、積存水分（這確實是增加體重最快的方式）、和累積脂肪，而非用脂肪當燃料。大多數人，包括作者本身，在選擇攝取糖分後會覺得自己像垃圾桶。不過有些人還是做了那個選擇。然而我們同樣是人，並不完美，也都承受過錯誤選擇的苦果。

我們相信，會做那樣的選擇是由於「欣快感」。同樣的道理，毒蟲和酒鬼之所以會故態復萌，是因為他們的腦部似乎只能記起舒服和快樂的好時光，卻無法記起它們帶來的痛苦折磨。我們在自己的歷程中全都體驗過這種情況。因此我們會說，不是假使它會發生，而是它何時發生。

最要緊的將是到時候你如何反應及如何去做。你會不會回去繼續執行你改善個人健康安好的計畫？還是說你屬於那種容許自己偷吃一小塊蛋糕的人，然後再從偷吃一餐，進階到一整天都偷吃、一星期都偷吃、或一個月都偷吃？「認識你自己」[1]。誠實面對自己是至關緊要的。如果你清楚知道你該如何因應，那麼專注於此才是最要緊的，而非過往的某種欣快感回憶。

{ 你的巨量是唯一要緊的 }

正因為每個人都不一樣，所以沒必要跟別人比較你的個人巨量。巨量的這些數據是來自一些複雜的運算，同時將年紀、性別、身高、活動量、目前體重、和體型納入考量。請記得，隨著你的體重減輕，每減 6.8 到 9 公斤，你的巨量就必須跟著重設。你的體重已改變，個人巨量也會改變。

有些人或許吃進較多卡路里，有些人則吃進少些，脂肪、蛋白質、和碳水化合物的公克數也不同。這些都無關緊要，唯一要緊的是你的巨

譯註 1：Know thyself，相傳是刻在希臘阿波羅神廟的的三句箴言之一。

量。除非你正在協助某個跟你巨量不同的家人，而你又剛好負責替家人煮三餐。

別把注意力放在別人身上，而是放在最重要的地方，也就是你自己。不妨自行選用計算器和應用程式來算出你的個人巨量，等到需要讓自己繼續在正軌上前進、避免停滯時便重設。隨著你的體重下降，維持先前體重所需的卡路里也應隨著降低。若還是攝取體重較重時的卡路里量，會導致進展停滯，體重減不下來。

我們看過有些人在開始吃生酮飲食時，會出現食慾不振的副作用。這或許看似比過去其他飲食法會讓人老是覺得餓要好，但事實是我們必須攝取足夠的卡路里，不然可能會讓代謝率下降。身體並不曉得故意挨餓和選擇不吃多的差別，但身體知道要生存。處於飢餓模式時，身體會保留住吃進來的所有卡路里，並儲存得盡可能久。

我們建議，知道你的個人巨量，依據你的目標攝取所需的卡路里。如果卡路里攝取得不夠，就有可能會使你的體重減不下來，這對於那些想靠吃生酮飲食燃燒掉多餘脂肪的人來說，是一種極大的挫折。你需要知道這個重要的資訊，因為它會影響心態。我們的心態會使我們分神，忘了重點是自己，而分神後可能遭遇的狀況之一，就是把注意力放在別人身上。因此我們必須把**自己的**心態建立好。

{ 心態 }

我們發現，建立正向的心態是關鍵。生酮生活要保持下去可能不容易，每天都會遇到挑戰。優先事項就是建立正向的心態；只要每天花幾分鐘冥想、禱告、聆聽正面激勵的演説、閱讀某本教人建立樂觀性格的書中的一個章節，更重要的是寫下一份感謝名單，就像我們會在本書中提到一些深刻影響我們的人和事般。

這世上有太多負面的事發生，再加上 24 小時循環播出的新聞，還有平面媒體和手機網路，每一天我們都被數千條負面影像和報導包圍，很容易就完全吸收並被這所有負面訊息影響。對我們這種一遇到壓力就吃、或只為讓心情變好而吃的人來説，持續吸收負面能量和影響，並被圍裹其中，是很不健康的。

伊安和他的太太貝西在初識時就有很多共通點。他們兩人在相識前就已好多年不看電視，除了偶爾看看電影或紀錄片（例如《神奇藥丸》——如果你還沒觀賞這部紀錄片，不妨找來看看）。我們都避免看電視和新聞，只專注在生活中我們確實掌控得了的較正面事物。

我們選擇讀好書或聆聽有聲書。我們花時間散步或上健身房一起運動，因為這是愛惜自己身體的正面活動。我們選擇上教堂，吸收正面能量並讓它充滿心靈。

我們也一直從事志工服務，內容是新聞不太報導的那些類型。我們會捐款給自己信任的公益團體，例如我們的朋友，他們的工作是援救幼獸並照顧到能夠野放為止。這麼做讓我們感到快樂。我們捐助自己所屬教會支援的某個國家一所孤兒院和教育系統，也資助一位在印度傳教近 10 年的朋友，因為我們的心召喚我們支持這位了不起的女士在半個地球遠的異國所成就的好事。

為何我們會在一本說明生酮生活的書裡提到這些？因為心態很重要！清掉負面的一切，把空間讓給正面事物！

伊安和吉姆的生活從兩人當初著手照顧好個人健康，到最後向外擴展開來。接著我們做了一個決定，那就是開始盡自己所能，將我們學到的一切跟他人分享。我們發現，致力於協助別人改善他們的健康安好，已成了幫助自己的最大資源之一。

這過程並非輕而易舉或毫無障礙，還必須把自己訓練到夠強韌而不怕打擊，畢竟我們對抗的是數十年來教導所有人的錯誤資訊。我們還得因應健身界的態度和信仰，而這又完全是另一回事了。

即便我們面對一切可能的負面事物、他人的看法和信仰系統，但我們發現，交換資訊及組織社群已成了治癒自己的最大資源。我們倆從中學到了「施就是受」這個亙古不變的事實。我們強烈建議，當你接納簡單的「進入生酮生活幾個首要步驟」並著手實踐時，不妨專注在自我療癒上，同時也將你正體驗到的分享給歷經同樣過程的其他人。

跟在同時間做跟你同樣事的一群人建立聯繫，這樣你不但能得到絕佳的機會分享遇到的困難、提出疑問，也能給予及獲得激勵。建立像這樣的群體，可從中找到力量。

{ 找出什麼對「你」有效！ }

建立正面心態對於克服個人可能面對的挑戰也確實很重要。那些挑戰可能是賀爾蒙問題，或是家人或配偶不支持，或者是周圍共事的人們不想看到你成功。

我們稱最後一項為「一桶碳水化合物」的環境。有時周遭的人並不在意看到你做得順利，只不過會介意你做得比他們好。當一個人做出為改善個人健康負責的選擇，也真的開始顯現成果，周遭可能就有人開始搞破壞，例如態度變得很負面又不支持，就像某個碳水化合物想逃出不健康的桶子，其他的碳水化合物便出手想把它拉回來跟大家待在一起。

似乎我們所有人都難免得經歷這類阻礙和挑戰，幾乎如同大家全得歷經的某種成長儀式，以考驗我們對追求更強健身體的決心有多堅定。我們可以選擇利用它讓自己的信念變得更堅強，抑或是容許這股負面能量把我們拉回桶子裡。

我們誠心希望你選擇變得更堅強，突破負面態度的包圍。真正至關緊要的，是你個人遭遇挑戰時如何因應。如果你無須應付來自生活中跟你密切相處的人給你的這類挑戰，也沒關係。之所以會提到這點，是因為我們看過那類負面反應，也看過它竟來自我們從沒料想到的人，還有醫療專業人士以及新聞媒體工作者。有時來源令人匪夷所思，甚至會是來自配偶、家人、或最親近的好友。

當這種情況發生，無論它來自何方，我們都必須學會不怕打擊。如此能有助於我們去尋求對方理解，而非要求對方理解。同時，我們必須專注在自己的信念基礎，也就是相信自己正在做的事和正在做的改變。

我們應該對生酮生活具有夠強的信念，以抗拒任何可能誤導自己的負面態度和事物。我們建議你根據成果來建立信念，而非他人的看法或最新的相關新聞報導，或是名人教練說了些什麼。你必須明瞭負面態度背後的動機。

我們多次發現，只要追蹤著錢的來源就能挖掘出背後動機。或是在一些案例中，我們看到了即便絕大多數人從親身試驗生酮生活中受益良多，依然有些人為了吸引目光，而發表負面言論或意見加以反對。最好慎選你的資訊來源，並開始為自己的生活方式建立堅實的基礎。我們期盼及祈禱，透過我們的「進入生酮生活幾個首要步驟」，能提供你適當的資訊。

{ 幫助自己成為他人的貴人 }

為自己的健康負起責任，剛開始可能會有孤軍奮戰的感覺，尤其對嘗試過每種想像得到的「飲食法」、又失敗太多次的一些人。我們也曾在那些嘗試過一切卻全都失敗的人之列。

由於過往的屢試屢敗，我們發現很容易就會預期將再次失敗。如此經驗無法激發起把自身選擇廣為分享的信心，畢竟人們都見過我們失敗多次。我們完全理解這種心態。基於以往的經驗，我們的思維和期待都已經過了鍛練。我們相信，每個人都帶著獨一無二的過往經歷，開始一段非常個人的旅程，因此都有能力做出選擇——選擇專注於自身，選擇為個人健康負起責任。這個基礎至關重要。學習正確的知識並付諸實行，是為生酮生活建立堅固基礎的關鍵。

我們也希望你敞開心胸分享自己的經歷、所學到的東西哪些對你有效、還有付諸實行後發現得到什麼成果和好處。我們希望及祈禱你將如我們一般的發現，大方提供自己學到的一切，將會在看到別人重獲健康時，宛如得到極大回報般歡喜。自以為無所不知跟把資訊分享給別人，往往只有一線之隔。

CHAPTER

7

生酮飲食並非開銷，而是投資

身為生酮生活社群的一份子多年至今，我們在社群網站建立群組，實驗各種不同方式來傳授、分享、和提供內容給想學習生酮生活的人，而我們一再重複聽到的問題是「為什麼生酮飲食這麼貴？」

我們深入檢視了這個疑問。除了向內省視我們的個人經驗，也向外調查過去以來補充品研發技術的轉變、市面上有哪些生酮食品或成分選項、以及旅行或外食時的生酮飲食選擇。

要求品質，往往意味著價格較昂貴。但我們會說，「超值菜單組合」心態正是大多數人在實行生酮生活之前，會處於健康不佳狀態的原因。我們認為，現在是時候提升自己對於個人健康值多少的思維和心態了。

個人健康比生病更具成本效益

一項研究發現，一個人若要吃得健康，一天會多增加 1.5 美元左右的開支，但我們不認為這是抗拒生酮飲食的好藉口或爭論點。食物價格有相當大範圍的選擇，自然會影響每日開支。但我們相信，隨著身體變得更健康，因此省下的錢會比去節省食物費用還要多，而且非常值得投資。這不過是建立另一種心態的問題。我們應該把自己的思考模式從「維護健康很貴」改成「維護健康很值得」。

吸引我們的許多論文之一，綜觀了不健康飲食的花費以及社會為這類飲食後果付出的成本。這篇論文提出的問題是，「導致美國大眾健康不佳的因素為何？」

答案很簡單：「日常飲食是美國人健康不佳的**首要原因**。」

日常飲食習慣和選擇以及食品的供應系統，是導致死亡及失能的主要因素，估計每年造成約 70 萬人死亡。心臟疾病、中風、肥胖、第二型糖尿病和癌症，還有免疫功能及腦部健康，全都受我們每天吃進的飲食所影響和左右。最近的研究估計，全美國有近半數的死亡案例，是不當的日常飲食造成心臟疾病、中風、和糖尿病而致死。每一天，在美國有 1000 人因這些原因過世。

通盤考量這點，你便能輕易瞭解，一年因不當的飲食選擇最終導致死亡的美國人（1 年 5 萬 8 千人），比車禍死亡者（1 年 3 萬 5 千人）多了將近一倍。

在美國，不當的日常飲食也加劇了貧富差距。較低收入或弱勢者時常做出最糟糕的飲食選擇，造成健康不佳、生產力喪失、醫療支出增加、及持續貧困的惡性循環。

能為大眾扭轉這點，無論做任何事都值得我們盡最大的努力。

{ 不當飲食選擇的代價 }

有個無法否認也無可辯駁的事實，是我們認為值得一再提出的，那就是**第一型糖尿病患者**，或是胰臟無法正常製造胰島素的人，在使用胰島素治療的病患當中，只占 5%。

壞消息是，95% 使用胰島素的人都是**第二型糖尿病患者**。好消息是這些人當中的絕大多數，相當於數百萬人——每年人數以百萬計增加，並花費數十億美金在胰島素上——都是出於自己的選擇。沒錯，我們會一再這麼說，因為這就是事實。

倘若這些人做出停止攝取糖分的選擇，相信情況就會如我們一而再、再而三目睹並深刻體驗過的，這群數量龐大且不斷增加的罹病人數，其用藥將得以比目前所需大大減少，或是無須用藥來控制血糖。

那數十億美金也能放在更具生產價值的用途上。請別跟我們爭辯想吃得健康會很花錢；我們親眼見過駁不倒的實例。同樣的，對大多數人而言這需要心態上的改變。我們每年花在醫療方面的金額大到難以理解；這個驚人的數額高達每年 3 到 4 兆美元之間，占整個美國經濟總支出的 20%。這個數字代表美國每個男人、女人、孩童每月要花費 **1000 美金**，超出了大多數人花在食物、水電、住屋、和其他必需日用品上的預算。

這筆支出中，有很大一部分是跟不當飲食選擇相關的花費。心臟疾病占醫療支出約 2 千億美金，另有 1 千 2 百 50 億美金的支出是生產力喪失和其他間接費用。而這些支出的根本原因正是**糖分**。

醫療支出正在削弱美國的商業活動，無論大小。持續增加的醫療支出，是擴展與成功的主要障礙。商業與投資界傳奇人物華倫 · 巴菲特（Warren Buffet）說過一句很棒的話，傳神的解釋了這個狀況。他形容不斷增長的醫療支出是「美國經濟競爭力的絛蟲」。我們的食品系統正在餵養這隻絛蟲。

顯而易見的，我們的醫療制度實際上並不重視健康飲食和營養。隨著歐巴馬健保法案的通過，健保變得政治化。我們再次看到，無論你投給誰，政府似乎把重點放在控制，而忽略掉我們美國當前健康問題的根本原因。現實狀況是絕大多數的醫生在學習階段時，營養學方面的訓練非常少，健康飲食方面甚至更少。

雖然這是事實，但我們還是不能錯過對以下幾位醫生表示感激的機會，包括前文提過的傑森 · 馮，還有艾瑞克 · 柏格（Eric Berg）和肯 · 貝瑞（Ken D. Berry）三位醫生。以我們的個人愚見，這幾位醫生虛心的誠實面對自己，也自發性的學習新知。他們領悟到，以前接受的教育沒有教導關於日常飲食和營養或對人類整體健康影響的全部真相。我們覺得他們有如不因循舊規和制度的先鋒者，真正有助於教育大眾事實。誠摯感謝你們幫助我們拯救自己。

在我們持續看到醫界有更多人察覺到教育系統在營養學方面的現況之時，我們必須指出，大多數醫生似乎打從醫學院畢業並執業起，就很清楚該開什麼藥去治療因不當飲食選擇所導致的症候群，也很知道這對他們收入的影響。

另一個驚人的數據是，美國聯邦政府所有機關的總支出為 1 年 15 億美元，而醫藥產業用於研發藥物、生技、和醫材的總支出高達 1 年

600 億美金。企業投入多 60 倍的資金，再從不當飲食選擇導致的症候群獲利，對於造成問題的根本原因不僅毫不關注，似乎也毫不在意人們為此原因付出的代價。循環的巨輪就這樣持續運轉。很佩服還是有些醫生及醫界的其他人努力推動自發學習，而非接受現狀。

我們完全理解必需的改變會相當困難，也需要兩大黨的支持，即便此時正處於美國史上政府似乎從未如此分裂的時期。然而這樣的現況難以讓大眾抱持太大期盼，指望政黨不再為不相干的議題爭吵不休，轉而做出有利於全美國選民的妥協。

我們相信推動這個議題的唯一辦法是繼續分享生酮生活、傳授我們所學和達到成果，許多醫生也開始從病人身上看出鐵一般無可否認的事實。眼前呈現的結果，足以説明一切。一次一個病人，隨著他們肥胖、血壓、心臟疾病、和第二型糖尿病症候群好轉的確切證據被紀錄下來，也隨著他們為治療因不當飲食選擇導致這些疾病的用藥逐漸減少或停用，我們將會達到扭轉情勢的關鍵點。我們深深相信這正在發生。

要摧毀那個把大眾困在目前治標不治本制度裡的強大巨輪，唯一的辦法是將它徹底顛覆，讓舊制度無著力之處。這是一個艱巨任務，我們將持續去做，一次影響一個人。

跟未來花錢治病相比，今日把錢花在維護健康是更好的投資

購買較有益健康的食物所付出的成本是相對的。它比較是一種看長遠和只看短期的觀念改變。購買有益健康的食物，或許在相對短期之內看起來花費稍多，但我們見過一些曾自認負擔不起這項支出的人改變了他們的觀念；因為當他們誠實的檢視，就不想等到以後才不得不為了治病花更多錢。

透過間歇性斷食或限時飲食法的引介，不少實行生酮生活的人會一天只吃兩餐。少吃一餐省下的錢，可用來抵銷其他開支，或增加一項補充品來測試效果。如果你辯稱你的早餐內容都是超值組合，我們會繼續重複我們一直說的：超值菜單組合心態把我們很多人帶到一種極需生酮生活來改善的不健康狀態，而我們相信你值得更好的。

心理上的改變對健康的增進大有助益，而吃有益健康的食物會花費較高的觀念也在改變。如果我們持續一點一滴的投入，讓選擇健康飲食的花費有折抵的制度，或改進一般人取得較正確營養知識的能力，我們便會覺得取得了小小的勝利。這有助於保持正確的心態。

隨著我們進入電子健康紀錄的時代，將營養項目加進系統會很有幫助。提供激勵健康飲食措施的保險方案，也是一項大利多。事實上，有些人壽保險公司已開始使用健康追蹤裝置，或提供降低保費和健康

飲食補助，來折抵健康營養飲食的花費，一年可達 600 美金。這些公司透過研究確知，每花 1 美元在這類保健計畫，便可從降低醫療支出和減少長期曠工當中獲取約 3 美金的回報。倘若這些保險公司乾脆建議把糖分攝取量降到最低，説不定還能省更多。

我們也建議，與其把健康的飲食選擇當成開支，不如看做是一種投資。不妨誠實列出一份每月個人開銷的清單，搜尋任何能被更重要的健康選擇所取代的項目。也不妨要求自己每 30 天、每 60 天、或每 90 天做一次檢測，追蹤你的進展和結果，就如同你追蹤自己的巨量和食物的攝取一樣。你或許會如我們許多人同樣發現，從生酮生活取得的成果和好處，遠超過只考量短期開支。

我們絕對不是要輕描淡寫或刻意忽略世界各地人們的經濟狀況各有不同。我們也曾處於這個經濟階級差異的底端，在人生的不同階段也曾努力打拚和向上攀爬。我們現在的想法跟在經濟底層時雖有所差別，但有些事物只有在我們下定決心去改變時才會改變。

CHAPTER

8

為自己做主／自己做功課

美國絕大部分的食品供應被掌控在 10 家公司手中。這並非單純是我們的看法，而是很容易查到的真相。每一家公司各擁有和掌握多個品牌，每一個品牌的旗下還有眾多商品。這些公司在 2015 年的營收從最少的 135 億美金，到最多的 900 億美金；10 家公司的總營收約達 8370 億美金。

我們認為這些公司不可能對市場行銷一無所知。再加上這 10 家公司中有的旗下還經營速食品牌，因此營收又另外多出 4630 億美元。

他們應該對市場行銷不止略知一二。我們將會討論到這些速食業者運用的一些策略，如何造成你在甚至一點也不餓時，會想到並極度渴望吃「他們」的食品。這幾乎像是某種黑魔法或巫術之類，但基於我們清醒的每個小時都承受著上遍所有媒體的廣告永無止境的轟炸，他們的影像已深植在我們的腦海。

這些公司也摸清了我們的罩門。我們似乎總是匆匆忙忙，基於很多因素而時時處於壓力之下，最不會引發爭執的飲食選擇往往是最近的得來速窗口。全美有超過 20 萬家速食店；這種附車道可直接開進去點餐、取餐的餐廳，幾乎任何小鎮以及至少在大多數人車程之內的地方都有。多方便、多快速！

速食業者看準了一般人追求簡便的渴望。過去幾十年來，我們已被洗腦到把便利看得比健康重要。這些速食被設計來觸發腦部的愉悅中樞，即便它們對健康其實沒有什麼有益的營養價值。

一般的速食餐就有將近 **1000 卡路里**。這是在超大版和超值版出現之前。別忘了，一般汽水一份的份量，在過去 40 年已從 7 盎司增加到 32 盎司，一份薯條已從 2.4 盎司增加近一倍到 5.4 盎司，而這還是在超大增量版推出之前。由此可輕易看出，一般人一天光是從速食攝取的卡路里就已經太多了。如果我們忙到必須選擇得來速，想必也忙到沒心思去計算卡路里。

連鎖速食業者的廣告對象鎖定兒童早已不是秘密。耶魯大學在 2009 年發表的一項研究中估計，連鎖速食業者投入 42 億美金在廣告上。研究發現，針對學齡前幼童的速食店廣告從 9% 增加到高達 56%，而針對 6 至 11 歲兒童的廣告跟 2007 年的資料相比增加更多。你、你的孩子、和你的孫子女都被鎖定了。

此外還有秘密配方的問題，這是讓每個品牌各有其特色的商業機密。為何這些隱藏版的成分和化學物從未在菜單或營養指南上寫明？那些業者的很多食品都含有太多不好的化學物、防腐劑、和添加物，大多數人連名稱都唸不出來，知道那些是什麼及吃下去可能導致什麼副作用的人更少。那些業者壓根兒不想讓你知道。

是不是令人很訝異？一份「全天然」的薯條聽起來多健康，但其實其中含有 19 種不同成分，大多數名稱我們連唸都唸不出來，那些可一點都不健康。

當我們開始檢視那些業者使用的其他「健康」標示，如「無脂」、「低脂」、「無糖」、「無添加糖」，狀況更是糟糕。定義真的很複雜，使我們不得不認為這是故意讓人愈摸不著頭腦愈好。

跟 30 年前相比，一般的起士漢堡可能含有多達 75% 以上的卡路里，一般的一份薯條有幾乎百分之兩百以上的卡路里，一般大小的一片披薩有 70% 以上的卡路里，差別在於一份份量的增大增多，以及選擇放入哪些成分和食材。一份中杯奶昔的糖分，就超出建議每日攝入量的 2 到 3 倍之多。光加上一杯在你點的超大份量餐裡，就超過你一整天應該攝取的卡路里量。

若你選擇自己做功課，研究一下食品大廠和速食業者運用的市場行銷和廣告花招等議題，就會感到不滿。讓你不滿的不僅是看到那類市場行銷如何影響我們個人和我們的飲食選擇，當你看到它對我們孩子和孫子女的影響，更會感到作嘔。深入瞭解這些業者透過直接鎖定兒童來行銷、藉此施加影響力的控制程度，就該要大為警覺。

不幸的是，保護我們的孩子免於受如此系統化控制的責任，似乎全落在父母和祖父母的身上，但過去數十年來被行銷和廣告行為鎖定的對象又正好是這群人。

伊安和貝西曾試著跟他們的 12 歲孫女討論，結果她對於選擇健康飲食或糖分和加工成分含量的話題很反感。她在意的只有她現在很餓，而且她很清楚自己想吃什麼、可以去哪裡吃，跟我們過去以來被行銷影響和洗腦的行為一模一樣。速食業，你們的任務達成了。

即便試著跟她進行有關健康飲食的理性對話，但這位年輕漂亮、愛跳舞和愛動物的女孩就是不想聽。我們擔憂她的未來。我們竭盡所能在家為她料理有益健康的食物，但若任由她自己選擇，她一生被洗腦和行銷的結果，將會使她所做的選擇恰如速食業者所願。

CHAPTER

9

敞開心胸學習新事物

對伊安而言，是因為工作和生計受威脅，才促使他敞開心胸學習新事物。對吉姆來說，是糖尿病症候群導致他切除幾乎整隻右腳才引發他的注意。伊安和吉姆兩人都曾經很胖又不健康。我們想提醒你的是，你擁有選擇的能力，無須經歷那麼極端的過程，就能立刻為你的健康和體重做出驚人的轉變。

我們寫這本書的期盼和目標，是希望你此刻就覺醒。你可以針對本身目前的健康狀態做一個誠實的評量，並回頭檢視這一路走來，是如何將你帶到當下這個狀態。對大多數人而言，只要這樣一份誠實面對事實的個人清單和審查，應該就足以下決心為自己的健康安好負起責任，而不必非要到了面臨健康危機，才想到要做這樣的決定。

倘若你正面對健康危機或感覺沒有希望的狀況，我們鼓勵你直接開始行動。我們曾親眼看到太多人的健康出現我們所預期的大逆轉和改變。

好消息是：

無論你之前經過多少年才到了此刻你願意讀這本書的階段，都是一個開始，因為你的這個舉動代表你打算敞開心胸，接受不一樣的新資訊，朝新方向起步。

不妨這麼想：如果之前經過了 30 年、40 年、甚至 50 年，使你的體重或健康變成促使你願意讀這本書的狀態，那麼何不花個一年，讓自己減到你的理想體重？

這是去真正通盤理解生酮生活的療癒力。我們有能力在相對短的一段時間內，扭轉數十年來糖分攝取過量的狀況。我們建議把目標設定在一週減掉的重量不超過 0.45 公斤，這樣可以讓計算變得很簡單。最好打從一開始就把目標記在心裡，下定決心用一年的時間達到你的理想體重。盡你最大的努力是值得的。

我們後來領悟到的現實之一，是一個普世皆然的簡單事實：你不會曉得你不知道什麼。改變這點的唯一辦法，是敞開心胸，接納更好的新資訊。如今有多到驚人的資訊可以挑選。我們就是不曉得我們不知道什麼，不過我們想分享過去 25 年來如何扭轉狀況的一些觀點。

伊安在大約 1995 年的生日得到他姊妹茱莉（Julie）贈與的一本書，書名是《阿特金斯醫生的新飲食革命（Dr. Atkins New Diet Revolution）》。當某位家人因為關心你的體重，給了你一本書，這正是我們所說的一種提示！重點是在此之前，我從沒聽說過阿特金斯減重法（Atkins diet，跟生酮飲食法相比，是碳水化合物攝取量更低、蛋白質攝取量更高的飲食法）。這本書最初在 1972 年出版，而我從沒聽說過。

以下是從此徹底改變的一些情況：

1995 年，Windows 95 剛推出，網際網路才剛發展出來，智慧型手機還沒蹤影，把一張圖片從網路下載到你的電腦需要 10 分鐘。想連上網路，得用一種稱為撥號連線數據機的裝置，而纜線數據機還沒出現。除了大學生或軍方之外，很少人知道如何在網上漫遊。

大多數人都是透過報紙、雜誌、以及在地和全國電視台的晚間新聞獲得訊息。倘若有什麼事是這些來源都沒報導或認為無關緊要，我們就無從得知。

這類訊息在今日很快就能取得，但在 1995 年並沒有如此途徑；事實上，如今已達到一天到晚被各種資訊持續轟炸的程度。在新聞 24 小時不斷連續播出、持續的播放政治新聞、以及智慧型手機網路不斷線的現代，我們反而面對一個跟往日相反的問題。

如今一般人透過智慧型手機連結網路的數位能力，所能取得的資訊比人類史上任何時代都多，彷彿可以從各個層面或各個極端擷取每一個可能議題，也能隨意獲得涵蓋所有可能角度的資訊。

「令人混亂」、「難以承受」、「讓人洩氣」，全是我們從我們團員那裡聽到過的字眼，而他們只是想知道該從哪方面著手實行生酮生活。他們想知道的不過是最基本的，好讓他們朝正確的方向按部就班去做。但當許多不同的專家在同一議題上説法分歧，而且似乎彼此都想説贏對方以吸引目光和聽眾時，可能會讓人無所適從。我們理解也肯定這正是目前人們在準備開始生酮生活時面對的現實狀況。

伊安收到了一本書。當年他從沒聽説過低碳水化合物飲食法，而那本書就是他那時能取得的所有資料了。但那本書沒有幫他對電解質失衡或生酮不適症候群有所準備，而血酮計根本還沒發明出來。伊安只得知有尿液試紙，可透過試紙顏色的變化，檢驗從尿液排出的酮體。沒有互相矛盾的資訊或不同意見，就僅有一本書可做依據。

引人深思的是，當這種「食物盲從現象」吸引了一些信徒和新聞媒體的報導，伊安所認識並嘗試阿特金斯減重法的大部分人，卻從沒讀過那本書，也就是很容易買到的那一本書。

至今已跟成千上萬人配合過的伊安，在現今剛投入生酮生活的新手身上看到令人訝異的相似之處。即便有多得驚人的資訊，加上權威和專家相互矛盾的意見及隨手可得的網路，還是有很多人只根據自己聽說的片斷資訊，便盲目的貿然投入他們所自認為的生酮生活。

這正是以前很多人做過的。他們只就自己所知，盡可能吃很少的碳水化合物，並開始吃肉類、蛋、乳酪和沙拉，不僅對電解質失衡及生酮不適症一無所悉，對於如何減少低碳水化合物飲食帶來的副作用，也缺乏任何相關建議。在我們看來，貿然投入低碳水化合物日常飲食方式，其代價是負面的結果，也是導致大部分人失敗的唯一問題。

耐人尋味的是，現今雖然幾乎人人隨身攜帶智慧型手機，能夠連結網路取得更多資訊，但我們還是在剛實行生酮生活的很多人身上，看到同樣的情況發生。我們認為這是由於資訊太多，而且當中有不少是相互矛盾或模糊混亂的，因此導致想嘗試的人乾脆自行其是。

有些人會在缺乏或只有很少指引的情況下就貿然開始，同樣遭遇到電解質失衡及生酮不適症的問題，而這些正是以往導致很多人失敗或退出的原因。我們的目標是透過提供一些能讓一般人開頭就做對的簡單步驟，來改變如此狀況，其中包括教導一些可著手去做的簡易事項，或是能用來減輕或避免生酮不適症的補充品，以及提供有助於順利成功的指引。

我們知道目前有極為大量的資訊和意見可用，其中有些在你已成功開始實行生酮生活時依然派得上用場，而新手也可自主選擇他們信任的來源，以獲得最好的資訊。

我們兩人都做了很多功課。隨著我們敞開心胸和眼界，檢視了歷年來營養學、製藥業、教育體系、醫療機構和政府在這一切當中扮演的角色，要不生氣恐怕很難，但我們盡量小心避免讓這本書僅淪為抱怨指責，或只是提出另一個陰謀論。

我們都花了無數時間，埋首於書本和論文，以及從網路上找到的其他資料，也總是提醒自己思考各個不同作者是從何角度寫出那些資料。可能的動機是什麼？

在我們投入大量時間和精力去學習和深入瞭解後，有件事變得非常清楚：這世上存在著許多動機。我們只建議你對此保持警覺，睜大眼睛看清楚。

我們都聽過一句話：「追蹤錢的來源」。當我們揭露歷年來企業操縱教育體系、政府政策和醫界的狀況，便不禁懷疑還能信任誰。金錢展現了它有力量左右研究，使其提出的是出資者想要的結果，而非真相，但這並不能幫助人們變得更健康。

資訊就在那兒。我們可以從歷史中學習。我們的期盼和目標是能對人們所追求的健康做出實際而正面的改變。這將需要真相、需要成果，而它們將會一次次在一個又一個人身上呈現。

這章的最後一部分將談到目前美國的一些理應以倡導健康為宗旨的特定組織。他們以權威的姿態發聲，將他們的認可標章打在商品上。美國有很多這類組織存在，其中的幾例便包括跟心臟疾病和糖尿病防治與研究相關的協會。有很多熱心人士志願為這類組織出力。我們對那些好人們並無意見，但我們對那個體系有質疑。

這些「協會」是公益性質。不妨追蹤錢的來源；瞭解錢來自何方，許多疑問就能獲得解答。當這些受人敬重的協會遵照企業的意思，告訴大眾脂肪有害健康，應該吃更多碳水化合物，而這個政策的最終結果是心臟疾病、肥胖、糖尿病患者大增時，我們就必須追蹤錢的來源。結果它是來自食品業者、大藥廠，還有跟生酮飲食有利益衝突的遊說團體。

當這樣的一個協會站在官方的立場宣稱椰子油有害健康，即便有多到汗牛充棟、且任何頭腦清楚的人都能懂的證據顯示事實並非如此時，我們便領悟到這類協會只是糖業巨輪的另一個傳聲筒。事實上，這類協會將他們對心臟健康有益的認可標章打在含有大量糖分的早餐穀片盒上，已讓他們所做出的任何推薦都無足輕重了。他們怎麼可能被認真看待？他們反而顯露出自己只是被龐大金錢體系左右的工具，最終並非為公眾倡導更好、更長久的健康。

以下是另外幾個例子，顯示某個全國性的重要協會如何應對血糖及金錢來源的相關問題：

「2006 年 5 月，費城詢問報《Philadelphia Inquirer》報導，它（這個協會）私下招募禮來公司（Eli Lilly & Company）的一名高階主管，為它制訂拓展策略和撰寫標語。禮來公司主管小（Jr.）×××× 告訴詢問報，他協助這個組織自我行銷，並想出它的標語，『治療、照護、承諾（Cure. Care. Commitment）』。他估計他的工作若外包將得花上數十萬美金。」（Sourcewatch.org）

「此外，詢問報報導，此『協會』未在 2000 年至 2001 年的年度報告中列入霍爾（Hall）已被調任到這個組織。而根據詢問報的報導，×××× 轉任至它位於維琴尼亞州亞歷山卓（Alexandria Va.）的總部，為其拓展策略進行指導，費用全由禮來公司支付。」

此「協會」的拓展副主席說，「對於顯露出屬意於某家企業而非另一家的事情上，我們向來非常小心謹慎。因為我想像得到其他提供贊助的企業會對此不以為然。」她還表示，若再有企業提供贊助，「我們會要求捐款。」只是善意的提醒一下禮來公司是做什麼的——它是一家製藥公司，恰巧生產和銷售賴脯胰島素（Humalog insulin）及其他眾多藥品。

最後，我們提供一個典型例子：

「如果你納悶為何美國人在對抗癌症、心臟疾病和糖尿病的戰爭敗下陣來，你或許可以看看主要的公眾健康團體的資金來源，」羅素・莫齊伯（Russell Mokiber）和羅伯・維斯曼（Robert Weissman）在 2005 年 5 月寫道。「大企業投下大筆金錢給這些團體。很快的，這些團體便開始跟大企業口徑一致。」

還有另一個典型的例子：

「此『協會』（跟因應血糖問題有關）在這個月之初已跟糖果和軟性飲料製造商 ××××× 達成一個協議，該廠商將挹注該『協會』數百萬美金，回報則是它可在其所生產的低糖飲料上使用該『協會』的標章。此外，這項交易還成了正面的宣傳。你必須把頭埋在沙裡，對一切視而不見，才有辦法否認含有大量糖分的汽水導致兒童肥胖，進而造成第二型糖尿病患者的增加。」（Sourcewatch.org）

這類例子同樣多到足夠讓我們寫另一本書。我們只希望你瞭解，當事關這些宣稱關照大眾且受到信賴的協會時，我們面對的竟是這樣的勾結。真相是，那些組織跟投入好幾百萬贊助金的伙伴會相互照應。

不難理解在維繫那些企業伙伴的成長和獲利中，他們是既得利益者，而「平民百姓們」的健康似乎真的沒有什麼人在關照。因此我們的建議是最好自己做主來守護個人健康。

我們希望分享的最後一個想法，是力促你好好利用網路和你所選擇的搜尋引擎，針對問題搜尋跳出來的答案。如此不斷練習，直到你能熟練的找出好的資料來源。與其問別人，學著自己搜尋「實行生酮生活時，我能不能吃⋯⋯？」之類問題的答案，也不過是花幾秒鐘按幾個鍵而已。大部分食品的營養標示和成分也很容易找到。

{ 關於間歇性斷食的二三事 }

我們兩人都會做間歇性斷食。我們在各自的生酮生活歷程中，碰巧得知這個方法並付諸實行，而且確認它能完美融入我們建立的新生活形態。我們也發現它就如生酮生活和許多其他議題，有從極端到溫和等各種不同意見和觀點。

基於本書的目的，我們將討論間歇性斷食做為一種以時間為基礎的飲食法，也就是在一天的某一特定時段內攝取個人巨量和必需卡路里。大部分人的做法單純是從晚上 8 點後就不吃任何食物，直到第二天中午才進食。然而我們發現生酮飲食結合間歇性斷食是相輔相成的絕佳組合之一，能提供身體很棒的好處及協同作用。

間歇性斷食能改善細胞功能，以及基因和賀爾蒙的作用。這些改變中有一部分包括了降低胰島素含量；這的確有助於燃燒脂肪。透過間歇性斷食，可提升多達 5 倍的人類生長激素，因而促進肌肉生長和脂肪燃燒，並使身體啟動細胞修復過程，將廢料運出細胞。

而且對關係到長壽和免疫力的基因和因子有正面的改善。

間歇性斷食可幫助減重。它透過一天吃較少餐及加強賀爾蒙功能來促進減重。而胰島素含量降低，人類生長激素增加，以及去甲基腎上腺素（正腎上腺素）的分泌量增加，都能增進體脂肪的分解，以用於產生能量。

基於這點，短期斷食的確能增進 3.6% 至 14% 的代謝率，有助於燃燒更多卡路里。根據科學文獻，間歇性斷食可以讓體重在 3 到 24 週內減輕 3% 到 8%。

間歇性斷食可以降低胰島素抗性和減少罹患第二型糖尿病的風險，也能夠減少體內的氧化壓力和發炎反應。已有證據顯示，間歇性斷食可改善心臟疾病的多種風險因子；而自噬作用，或者說細胞修復及廢料清除的作用，也能提供預防癌症和阿茲海默症之類疾病的保護力。

間歇性斷食對腦部有好處，也能改善已知有益腦部健康的好幾種不同代謝特性。這些神經保護物質加上壽命增長等好處，使得間歇性斷食結合生酮生活具有強大的功效。

這些關於間歇性斷食的基本介紹，應該提供了足夠的資訊，讓你明瞭如此強效的組合很值得深入學習和付諸實行幾個月。這點時間應該足以讓你決定間歇性斷食是否適合你。我們強烈建議你做些功課並實際測試夠長的一段時間，看看實際結果。

在我們的「進入生酮生活幾個首要步驟之 30 天挑戰」裡，每個月會跟團員實際配合，進行實踐間歇性斷食法的挑戰。我們會個別回答大家提出的疑問，並一對一指導每個人將它與生酮生活結合，效果都非常好，我們也很開心看到團員跟他們的醫生配合，逐漸降低和減少藥量，甚至到再也不需要用藥。

CHAPTER
10

在家及出外時
如何實行生酮飲食法

生酮生活真的是心態上很大的轉變。當我們敞開心胸接受更好的新資訊，並誠實檢視以往教導我們的訊息，任何正常人應該都會毫無困難的承認，我們從小耳濡目染的不實資訊是錯誤的，而且必須選擇改成如今知道為真的東西。

倘若我們體內的血糖調控系統無法妥善運作，就得領悟到不能再繼續攝取身體無法負荷的飲食。我們不時遇到剛開始生酮生活的新手問，「哪時候我才可以偷吃不符標準的一餐？」其實他們想問的是，「哪時候我才能再攝取糖分？」

我們想說明幾點。你並不是狗或馬戲團裡的動物，只要做好、做對就能得到獎賞。這種行為是一種自毀。你愈快清除這種舊思維模式、建立更正確的心態，就愈少因為毫無正當理由的錯誤行為，自己破壞進展，而招致負面結果並承受痛苦。如果你正要設定目標，不妨考慮去逛街買些新衣服，因為你以前的舊衣服不再適合你了。我們絕不推薦用食物獎賞自己。

對於我們選擇吃進體內的任何東西，唯一的反應應該是問問自己：這個選擇能否以正面的方式帶領我更接近目標？這個選擇絕不應該是容許自己吃高糖飲食。我們會推薦你學習自製一些符合生酮飲食原則的美味零食、麵包、或義大利麵點，來向自己證明你依舊可以吃很棒的美食。你放棄的不過是危害身體的高糖飲食。

我們都擁有的選擇，是關乎於負起照顧好自己的責任，不讓一時的口欲衝動或舊的負面思維把我們帶往偏離進展的方向。養成新習慣的唯一辦法是練習。我們若想改善人生當中的任何事，都需要練習。我們練習的次數愈多，我們就愈習慣去做更有益健康的選擇。那些時刻都是我們獨自一人做選擇，除了自己，沒人會知道我們選了什麼，因此每一回都很重要。那些是沒人知曉的時刻，但也是我們練習養成絕不投機取巧習慣的機會。只要能做到君子慎獨、不欺暗室，即便沒人在看，我們仍會做出正確選擇。

有時我們會剛好在途中、旅行時、快遲到、或度假時。也許我們好不容易決定終於要搭郵輪去旅遊了。你也知道，郵輪上有各種美食在任何時間隨你吃。我們都會遇到這類情況。事前徹底思考可能碰到的狀況總是比較妥當。

沒事先做好規劃，就形同計畫去失敗。

旅遊或在途中時，任何時刻都有可能發生出乎意料的狀況。事先做好規劃，總比臨時肚子餓和壓力大才想辦法要好得多。選擇預先規劃為任何意外狀況做好準備，就是最好的計畫。我們的健康是自己的責任，不是其他任何人的。我們過去都以為有人會替我們管，但這並不怎麼行得通。

旅行時隨身帶著符合生酮飲食原則的零嘴，能發揮很大作用，尤其在計畫出狀況時。航班取消、飯店出錯、或交通問題，都有可能在最不湊巧的時刻突然發生。沒事先做好規劃，就形同計畫去失敗，這句話值得一再叮嚀，因為明白這點很重要。我們選擇做好準備，如果情況有變就有辦法應對。

參加派對和聚會是另一個該事先規劃的場合。不妨將符合生酮飲食原則的零食帶去，放在其他人也會取用的點心盤裡。無須特別明講，況且人們很可能根本不會發現。沒必要小題大做，或吸引別人的注意。我們不過是照顧自己而已；理解我們個人的健康考量，並非主辦者該負的責任。

外食可能會是一個全然的未知數。一旦你實行生酮生活並開始用計量器檢測血中酮體含量，不妨探詢一下附近餐廳的服務人員，讓他們知道你正在吃生酮飲食。現在已有更多人採行這種飲食法，因此不少餐館為因應需求，也會提供生酮或至少低碳水化合物的餐點選項。不清楚餐館使用的材料可能很容易踩到地雷。我們建議不妨餐前先測量血中酮體含量，等到在餐廳用餐後 30 分鐘到 1 小時再測量一次。若想知道他們是否在某一餐點內悄悄加了什麼料，或是用了碳水化合物含量很高的沙拉醬，這是唯一的辦法。自己主動，絕不要假定別人會幫你留意。假定絕不是一種有效的策略。

家族聚會可能是另一個應事先做好計畫的有趣場合。有些家族成員可能是最難搞的人；他們會説些別人不會説的話，只因為他們是家人。當你正努力爬出健康不佳和食物選擇錯誤的桶子，他們可能就會是在你生活周遭想把你拉回桶子的「其他人」；這些人跟你的資訊不對等，或者是絲毫不想改變。

他們不在意你變好，但會在意你變得比他們好。就像桶子裡的碳水化合物，想把你拉回他們的等級。他們可能會是某些你最意想不到的人，因此你必須對此做好心理準備。他們會非常積極跟你分享他們未經檢驗與學習、或是資料有誤的意見。跟他們爭論或試圖改變他們的心態，往往是令人心神俱疲的浪費時間和精力。他們不曉得自己不知道什麼。

做好準備，別爭論。事實是生酮生活的成效就已經夠強大了，不需要我們任何一個人站出來為它辯護。不妨感謝那些人提供的意見和關切，然後繼續去做你的事。就讓在你身上持續進展的結果替你發聲；成果會比你能爭辯的任何事實更可說明一切。沒有什麼比成果更能導出結論。

當你親眼看見或親身體驗某個家族成員或朋友有那類行為，隨時都要準備好告訴自己：「這不是很有意思嗎？」對於想知道你正在做什麼的人來說，你的成果將會改變他們的想法。藉由已經過證明的成果來分享你的經驗，就會容易得多。

視需要事先設定期望值，也是一個好辦法。我們無法將所有可能情況全都考慮到，但對你最有利的，莫過於為任何場合先做好安排，而非碰到糟糕狀況才臨場因應。

別容許自己因為別人虧你或讓你有罪惡感，就吃下明知對你的進展沒有幫助的東西。你值得更好的對待，而非對任何人的這種行為逆來順受。若有人對你自主掌控個人健康不能給予你應得的尊重，其實是幫了你一個大忙，因為這會讓你明白你沒必要跟這些人在一起。

與其說生酮生活是一種飲食法，不如說它是一種生活方式，而生活方式需要心態上的改變。在我們看來，生酮生活的實行，有 95% 是靠心態，5% 是吃生酮飲食。隨著我們持續自發學習得更多，並不斷練習生酮生活的正向行為，實行起來便會愈來愈容易，做選擇時也會愈來愈像是習慣性的反應，畢竟熟能生巧。我們會開始不自覺的得心應手做出正確選擇，不像當初剛起步時做錯了也沒感覺。我們就是不曉得自己不知道什麼。一切都需要練習。

我們希望這個訊息足以提供你建立信念，相信自己只要開始行動，就有能力改變人生和健康。這本書無法顧及每一種狀況並為每一個可能的疑問提供解答，但我們為自己領悟到的是，如果你的心胸變開闊，能接納更好的資訊，你就絕對有能力找到最適合自己的解方。你替自己做主為的就是這點。為自己發現最佳解方的意願，是成功轉換到生酮生活的關鍵。

CHAPTER 11

總結與訊息：這段歷程引領我們達到的目標！

在此想提出一點忠告。沒人喜歡自以為什麼都懂的人，但比自以為萬事通更糟的是我們稱之為「生酮飲食極端份子」的人；他們是更上一層樓的萬事通。

這類人會把他們自以為的生酮飲食知識滔滔不絕地倒給別人，即便對方沒想要聽也不在意。不妨想像一下某個偶然碰到的陌生人，不管你想不想聽，就針對某個議題大肆發表高見，你當下會有什麼感受。這跟生酮飲食極端份子對別人該吃和不該吃什麼、別人目前的做法對自身和他們的孩子會造成什麼可能害處指手畫腳，並沒有什麼差別。

我們記得當初剛開始進入生酮生活時的孤獨感；我們尋求資訊，渴望能找到為相同原因實行同樣生活方式的一群人，並成為當中的一份子。我們覺得團體具有一種力量。但當我們上社群媒體搜尋選項時，卻一再碰到那些生酮飲食極端份子。我們發現他們過度熱心的提供建議，告訴人們必須怎麼做，甚至在新手提出新手會問的問題時羞辱對方。我們親眼看到有些生酮飲食極端份子告訴人們某些特定食物不是生酮飲食，例如無糖汽水，因為它含有人工甜味劑。我們發現有人會把極端分子對各式各樣主題的見解照單全收，但其中的一些說法實在難以自圓其說。

因此，我們決定成立自己的團體。我們設定了哪些行為是不容許的，而且新手是我們的重點，因為我們想幫助他們以正確的方式起步，此外也明訂不容許任何人被貶損或輕視。我們希望人們感到自在，提出的疑問也能得到解答。

即便極端份子們各有激烈程度不同的看法，但我們下定決心竭盡所能，讓自己的理念堅守中庸之道。從我們認為會產生最散漫結果的「懶人生酮飲食法」，到把含碳水化合物的所有食物都視為毒藥的激進生酮飲食極端分子（沒錯，我們真的看過也遇過這種人），我們相信自己處於這兩端的中間。

我們發現在生酮生活中，文化和社群真的相當重要。有些人偏好獨來獨往，單獨努力也很自在；但我們之中也有很多非常渴望有人相伴，在群體中也更能成長進步，因此我們成立了社群。我們為它籌劃、禱告、著手實行，終於建立了一個很棒的社群。隨著社群拓展，我們碰到了各式各樣的瓶頸，包括個人成長瓶頸、科技的侷限、甚至時間的限制。即便如此，團體仍持續擴張。

我們必須肯定，如今已有許多很棒的團體隨著時間成長，並為生酮飲食愛好者的圈子帶來令人讚嘆的價值。前文提到的幾位醫生都有臉書社團及精彩的影像內容。我們在生酮飲食圈擁有一些很棒的朋友，讓我們得知不少團體、社群媒體、和自動化科技，這些都幫助我們能跟更多人分享自身所學，也學會以更負責任的方式利用社群媒體。感謝曾幫我們變得更好的每個人。

即便社群媒體有其侷限，但我們仍竭盡所能，提供資訊給新加入的人，以協助他們起步。我們持續著重於找出更好的辦法，將訊息傳給更多人。隨著社群拓展，參與的人也更多，以至於如今要確認所有成員都收到完整資訊，變得非常困難。在打開電子郵件的比率愈來愈低的時代，無法完全依賴電子郵件將資訊傳給每個人，這點儼然成了一個挑戰。

如此情況促使我們找到了聊天機器人（chatbot）電腦程式，或是如我們現在改稱的生酮機器人電腦程式。藉此我們能將具體內容、訓練方式和鼓勵話語傳給每一個決定加入我們團體的人；也能把正確起步的適當步驟提供給對生酮飲食一無所知的新人，並分享我們所看過的新手常犯錯誤，這樣他們就無須重蹈覆轍。我們還會傳授餐食規劃和訓練內容，給予疑難諮詢，也讓團員們提供心得，而這樣的積極參與，是光靠電子郵件所無法達成的。

有天，我們透過視訊分享我們學到的某個經驗時，吉姆說：「我們應該籌劃一個『30 天挑戰』，把我們實際做了哪些事來挽回自己健康，教給任何想學習的人。」吉姆就這樣不假思索的脫口而出。

等到視訊結束，我們便連上視訊會議應用程式 Zoom，開始規劃「30 天挑戰」的樣貌。

吉姆不曉得的是，早在一個月前，遠在田納西州諾克斯維爾（Knoxville, Tennessee）的伊安，便已思考出更有效協助新手開始生酮生活的方法。這才真正歸結到一個問題，那就是「什麼是進入生酮生活的初始步驟？」他老早就一再思考更多關於這些初始步驟如何實行的問題，於是伊安決定查查 FirstSteps2Keto.com 網站，恰巧發現有現成產品，便買下來，但沒有真正去想能拿它做些什麼。

一個月後，我們開始構思「30 天挑戰」的樣貌和組織架構，以及我們想跟一無所知的新手分享些什麼。這就是「進入生酮生活幾項首要步驟」的形成：從一個簡單的想法，到一個概念，再到通力合作。

就在這些討論和對話當中，浮現了寫這本書的想法，剛好我們倆各自也想到這個點子。我們對看了一眼，當下便決定說做就做。兩人就這麼說定了。

我們請了一位教練，直接付諸行動。我們接受比自己更有經驗的人建議和指導，依照指示，信任教練的經驗。這個連結是我們做過最重要的決定之一，因為你手上的這本書，是兩個平凡人經歷了一些不凡的體驗，做出一些生活方式的重大改變後得到的結果。之所以分享這一切，是因為我們大家都正跟隨相同的轉變過程。

我們不再光是想，而是下決心開始行動，同時跟更有經驗的他人學習。**我們起步了**。

基於幾個不同原因，我們願意跟你分享個人一小部分的過去。我們曾是你現在的模樣，也試過太多不同類型的飲食法，但全失敗了，如今回頭去看，真是不忍卒睹。我們倆以前都沒期待生酮生活能在自己身上成功，也覺得就算失敗紀錄再加一筆，反正都習慣了，因為太稀鬆平常了。

但這回對我們倆都迥然不同的是，藉由新資訊進入我們的生活和意識，我們做好了準備。沒有更好的方法來形容當時是怎麼回事或跟過去有什麼不同，但在某一刻我們就是確定自己已經準備好，而且這次會不一樣。

在我們各自歷程的最初階段，我們真的相當自私，換句話說就是只顧自己。我們光顧著清理自己的一團混亂，忙著把新想法和新概念付諸實行，因為為了自己，我們需要成功。

不過我們並沒有變得自以為無所不知，只管跑去指點每一個人要做什麼或改變些什麼。我們倚賴的資料尚有不足之處；為了自我改進，我們花了很多時間蒐集更好的資訊。我們在過程中學習，把對自己有效的部分確實執行，不帶情緒的把無效的捨棄。但這只是過程的一部分，而且就如前文提過的，有太多資訊、太多相互爭取聽眾的看法、太多不同的意見，簡直不知該聽誰的，或哪裡才能得到最好的資訊。幸好經過反覆實驗，我們仍持續有所進展。

隨著時間過去，認識我們的人開始看見我們行動的成果。有些人表達了祝賀之意，有些人想獲得資訊，還有一些人想接受指導。他們都希望有人能為自己指點一條明路。

伊安和吉姆兩人都感到為難，也懷疑自己是否真有資格指點這些人。我們倆各自都經歷過反覆實驗的過程，但也同意應該找出更好的辦法協助更多人成功。

關鍵是我們必須負起幫助自己療癒的責任，並增進自我的學習和知識，才有辦法幫助其他人。在我們定下目標，共同協助新手開始實踐生酮生活後，便逐漸發現，主動支持他人改善個人健康，竟成了我們所做過最棒的事，因為助人就等於自助。

挽回自己的健康已讓我們蒙受極大的好處，但目睹愈來愈多跟我們配合的人，即便以前總把人生中的創痛當成不照應自己的藉口，如今卻逐漸恢復健康，減少或無須再用藥，創痛也得以撫平。這是極大的幸事。

看到這些人之中有很多開始以身作則，啟動連鎖反應，引領自己的家人和朋友走上增進健康之路，也成了我們人生中最可喜的體驗之一。

吉姆不曉得有些人默默看著他的進步，其中包括那些初期便表明不以為然的人。我們想說的是，沒有比結果更能說明一切。吉姆變得一天比一天健壯，這點正證明了為自己的健康安好負起責任，就能在看見你進步的人面前，成為一個有力的明證。

吉姆的父親目前 74 歲，動過開心手術，還罹患胰島素依賴型糖尿病超過 20 年，一直都使用美福敏和其他幾種藥物來控制。吉姆的母親看到吉姆的健康漸漸變好，便開始好奇生酮生活說不定也能幫助她和丈夫。雖然吉姆的爸爸一開始很抗拒，但吉姆的媽媽鍥而不捨地慢慢帶著他們一起實行生酮飲食法，而她也開始自己做功課，充實知識。

吉姆的父親開始體驗到跟他兒子同樣的身體好轉。隨著不再攝取糖分，他的身體啟動了療癒過程。即便動過開心手術，又吃了那麼多年的藥，他的身體仍開始復原，藥物也逐漸減少和停用。他的狀況持續改善，到現在他已不再需要用降血糖藥控制了。

20 年來依賴的胰島素停用了，而他所做的就只是不攝取糖分。吉姆的爸爸在動完開心手術後，原本非常很擔憂自己的身體狀況，如今卻盼望著能重回健身房運動。醫生曾告訴他第二型糖尿病是不可逆的終身慢性病，我們倒認為醫界應該在這句話後面加註星號和警語：* 只要你選擇繼續攝取糖分。

伊安覺得應該把這段經歷放進本書。他沒能得到第 2 次機會挽救自己的父親，所以看到吉姆有機會跟他的爸爸擁有更多相處時間，伊安也深感慶幸。我們兩人很希望這樣的幸事能發生在更多人身上。

我們要再次指出，用藥治療選錯日常飲食引發的各種病症，其實並沒有解決問題的根源，也就是**糖分**。我們永遠心存感激，能夠跟自己的家人一起親眼目睹成果。

小時候便失去父親的伊安，尤其感激能見到如吉姆一家的成果。任何人只要能跟他們所愛相處得更久，就足以讓我們覺得自己經歷過的一切都值得了。

我們如今以團隊的方式合作。以前我們只是兩個遵照標準美式飲食的普通人，對膳食金字塔的吃法深信不疑，最後卻變得肥胖、血壓高、心臟出問題，還被診斷出罹患第二型糖尿病，就跟吃西式飲食的其他人當中的 95%一樣得到相同的結果。

我們吸取了這個經驗，自己守護個人健康，也自發做功課，如今可以說成了活生生的範例。隨著人們開始在我們身上看到成果，我們也開始跟他人分享我們學到的一切。

我們還設立了**免費**的「7 天訓練營」，目的是提供人們稍微體驗一下我們在「30 天挑戰」做的事和教導的內容。

不妨就從 bootcamp2.firststeps2keto.com 開始。

我們也決定要竭盡所能更擴大影響力。我們吸收了學習到的東西，加以討論、構思，並濃縮成一些協助起步的簡單步驟。我們創設了「30 天挑戰」，教導基本的生酮飲食法和間歇性斷食，也提供餐食規劃、食品清單和食譜。我們還教導如何計算巨量、追蹤食物的攝取，以及關於補充品、賀爾蒙、酮體、酮症、和酮體檢測的知識。

我們會舉辦每週有獎遊戲，而且天天在我們的個人挑戰群組貼文。每個星期還有「咖啡談話時間」視訊（Coffee Talk Zoom）；我們會以電話會議應用程式（teleconferencing app）「面對面」相聚，一邊享用一杯咖啡或熱可可，一邊回答團員的任何疑問，或是慶賀成果及相互鼓勵。

我們持續教導和訓練我們的挑戰團團員成為下一組新人的導師。我們正成立一個由熱愛生酮飲食實行過程並傳播出去的鐵粉所組成的核心群組。如果你覺得這很適合你，也有興趣自己看看，不妨到網站 www.firststeps2keto.com 搜尋更多資訊。我們著重在支持完全沒經驗的新手開始起步，並教導他們生酮生活和間歇性斷食的基本知識。

我們稱它為「進入生酮生活幾個首要步驟之30天挑戰」，歡迎你加入。

{ 關於作者 }

伊安 · 普拉瑟（Ian R. Prather）

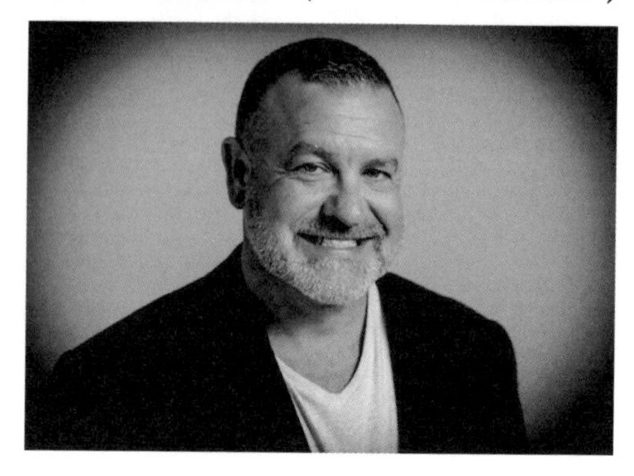

伊安 · 普拉瑟過去有 25 年都在從事一天輪班 12 小時的職業，工作負擔年年加重。後來他挽回了自己的健康，並開設了一家健身房，現在他是兩個受歡迎的臉書生酮生活粉絲專頁設立者。跟在健身房一對一指導客戶相比，社群媒體已成為能夠影響更多人的平台。

伊安找到了自己的使命，那就是協助從未接觸相關知識的人，更瞭解糖分的攝取過量在我們維持身體健康當中所扮演的角色。由於伊安曾親身經歷辛苦的過程，有能力提供更好的資訊及避免常犯的錯誤，因此有助於幫他們增進正面的成效。

如今伊安在家進行他的工作，同時支持他太太在太空總署的職涯。夫妻兩人目前住在德州休士頓，但夢想未來退休後能定居在亞利桑那州。你可前往臉書造訪伊安 · 普拉瑟。

吉姆 · 威勒斯（Jim Withers）

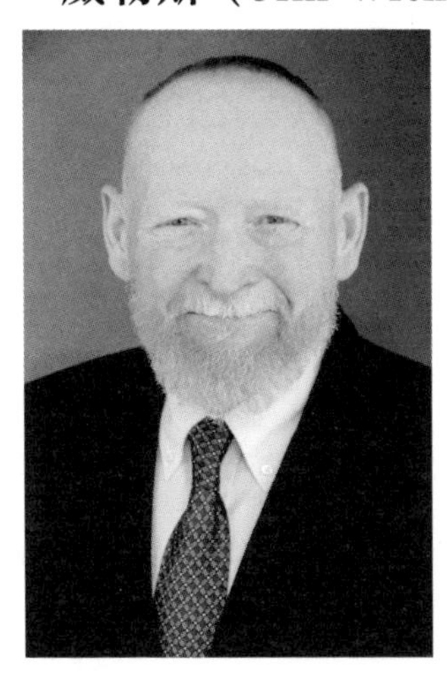

吉姆 · 威勒斯是美國空軍基地的「眷村小孩」，從小便跟隨父母移居一個又一個基地。1976 年，他全家在加州的高爾特市（Galt）定居，吉姆也於 1983 年在當地高中畢業。

吉姆在 1986 年加入美國海軍，共服役了 13 年。他打過波斯灣戰爭，並於 1998 年光榮退役。從海軍退役後，他開始對銷售感興趣，待過好幾家不同公司，賣保險、汽車、及害蟲防治。這段期間他沒注意飲食，因而逐漸發展成第二型糖尿病。2016 年，他動手術切除右腳。之後藉由實行生酮生活，如今他已無須用藥，身體也恢復健康。

吉姆和他青梅竹馬的妻子譚美 · 查貝爾 · 威勒斯（Tammy Chappell Withers）住在加州高爾特市。他們養了 3 隻小狗和好幾隻貓。吉姆喜歡分享他的經驗，並協助他人學習生酮生活。

生酮飲食：

擺脫脂肪、糖尿病、慢性病、高血壓、癌症……，從飲食改善體質

FIRST STEPS 2 KETO：Getting started with a ketogenic lifestyle

作　　者　伊安・普拉瑟
Ian R. Prather
吉姆・威勒斯
Jim Withers
譯　　者　朱耘
編　　輯　翁瑞祐
校　　對　翁瑞祐、黃子瑜
朱耘
封面設計　林榆婷
美術設計　林榆婷、劉錦堂

發 行 人　程顯灝
總 編 輯　呂增娣
資深編輯　吳雅芳
編　　輯　藍匀廷、黃子瑜
蔡玟俞
美術主編　劉錦堂
美術編輯　陳玟諭
行銷總監　呂增慧
資深行銷　吳孟蓉
行銷企劃　鄧愉霖

發 行 部　侯莉莉
財 務 部　許麗娟、陳美齡
印　　務　許丁財
出 版 者　四塊玉文創有限公司

總 代 理　三友圖書有限公司
地　　址　106 台北市安和路 2 段 213 號 4 樓
電　　話　（02）2377-4155
傳　　真　（02）2377-4355
E-mail　service@sanyau.com.tw
郵政劃撥　05844889 三友圖書有限公司

總 經 銷　大和書報圖書股份有限公司
地　　址　新北市新莊區五工五路 2 號
電　　話　（02）8990-2588
傳　　真　（02）2299-7900

製版印刷　卡樂彩色製版印刷有限公司

初　　版　2021 年 02 月
定　　價　新台幣 330 元
ＩＳＢＮ　978-986-5510-51-0（平裝）

國家圖書館出版品預行編目(CIP)資料

生酮飲食：擺脫脂肪、糖尿病、慢性病、高血壓、癌症……，從飲食改善體質 / 伊安．普拉瑟，吉姆．威勒斯作；朱耘譯．-- 初版．-- 臺北市：四塊玉文創有限公司，2021.02

面；　公分
譯自：First steps 2 keto

ISBN 978-986-5510-51-0(平裝)

1. 健康飲食 2. 健康法

411.3　　109021132

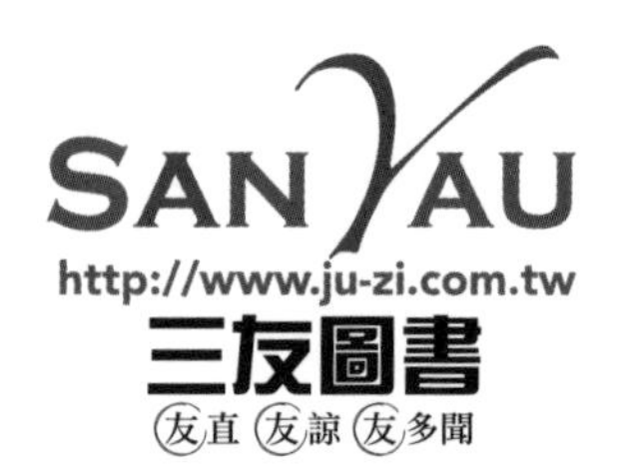

飲食保健

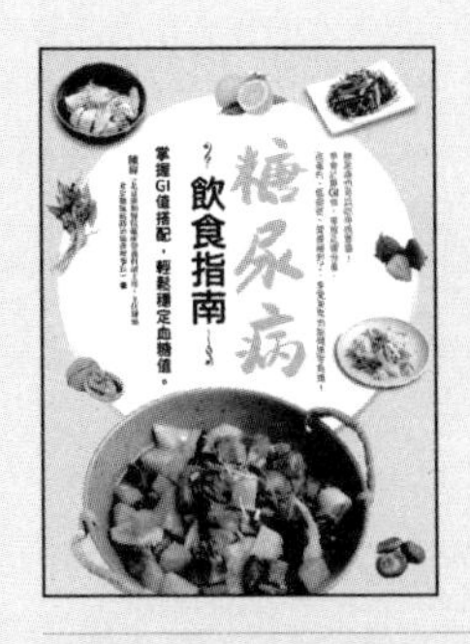

糖尿病飲食指南：掌握 GI 值搭配，輕鬆穩定血糖值。

作者：陳偉

定價：350 元

糖尿病也可以吃得很豐盛！學會計算 GI 值，掌握正確分量，高蛋白、低脂肪，營養補對了，享受美食也能健康零負擔！

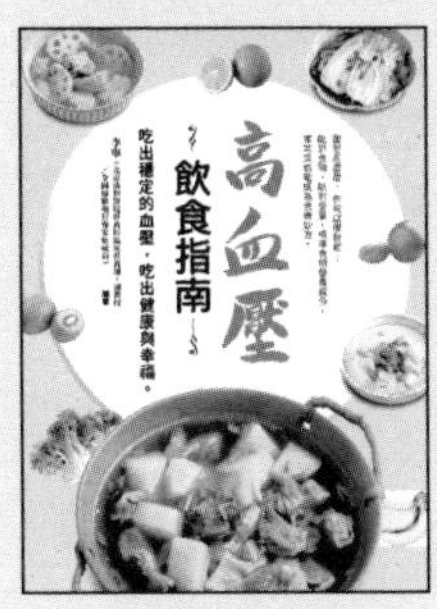

高血壓飲食指南：吃出穩定的血壓，吃出健康與幸福。

作者：李寧

定價：350 元

面對高血壓，只需要吃對食物，就沒問題！綠豆、馬鈴薯、番茄能幫忙穩定血壓。青花菜、蘆筍、紅蘿蔔可以保護血管、增強血管彈性。

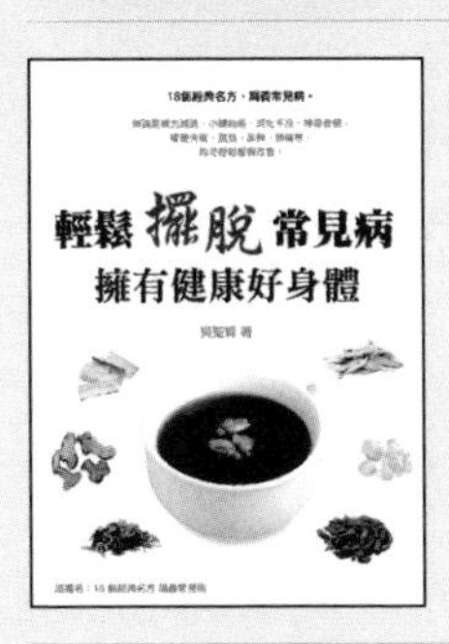

輕鬆擺脫常見病 擁有健康好身體

作者：吳聖賢

定價：320 元

18 個經典名方，調養常見病。無論是視力減退、小腿抽筋、消化不良、神經衰弱，或是失眠、濕熱、尿頻、頭痛等，均可輕鬆獲得改善。

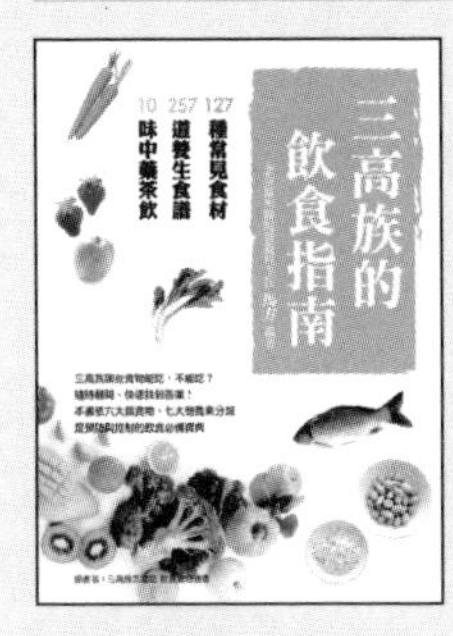

三高族的飲食指南

作者：馬方

定價：360 元

三高族哪些食物能吃、不能吃？隨時翻閱、快速找到答案！本書依六大類食物、七大營養素分類，是預防與控制的飲食必備寶典。

居家保健

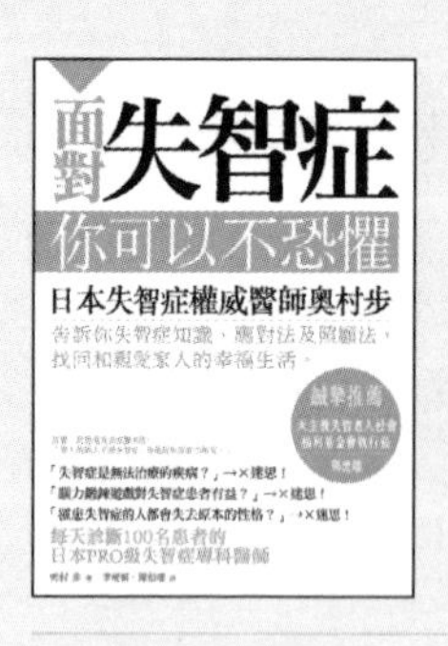

面對失智症，你可以不恐懼！

作者：奧村步　　　　譯者：李瓔祺、陳柏瑤

定價：260 元

平均每天診斷超過 100 名失智症患者，日本失智症權威醫師——奧村步，為你解答失智症的「45個迷思」！

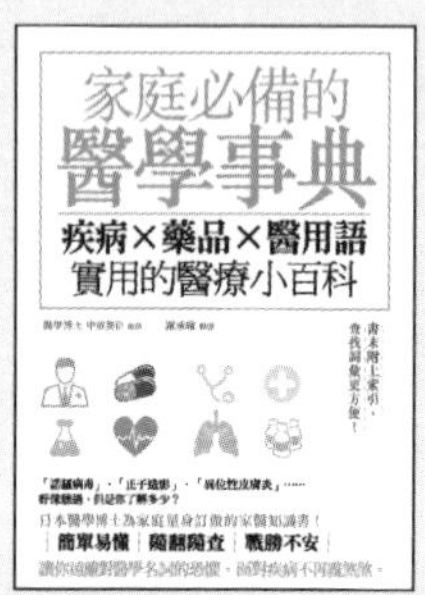

家庭必備的醫學事典：
疾病 X 藥品 X 醫用語，實用的醫療小百科

作者：中原英臣　　　　譯者：謝承翰

定價：320 元

醫療與時俱進，疾病的種類也愈來愈多，諾羅病毒、傾食症候群、正子造影⋯⋯

這些專業的醫療用語，你好像聽過，但，了解多少？

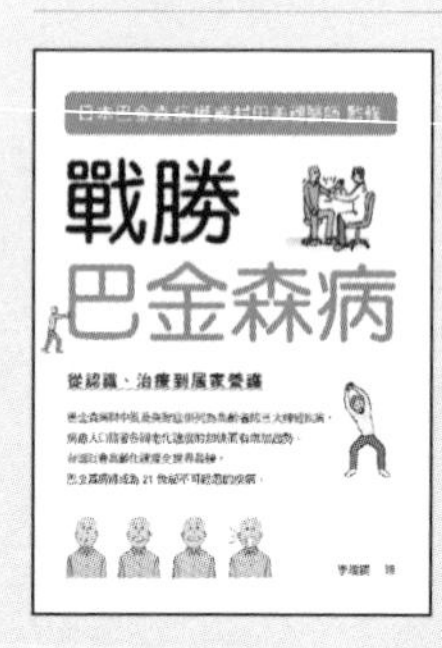

戰勝巴金森病：從認識、治療到居家養護

作者：村田美穗　　　　譯者：李瓔祺

定價：350 元

巴金森病與中風及失智症併列為高齡者的三大神經疾病。台灣社會高齡化速度全世界最快，巴金森病將成為 21 世紀不可輕忽的疾病。

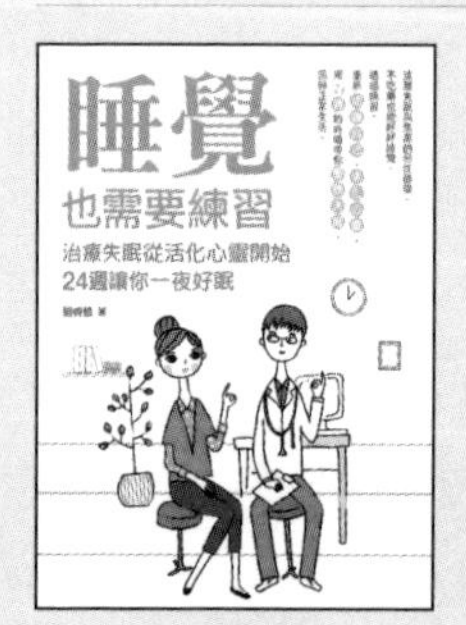

睡覺也需要練習：
治療失眠從活化心靈開始，24 週讓你一夜好眠

作者：劉貞柏（阿柏醫師）

定價：320 元

遠離失眠與焦慮的惡性循環！不吃藥也能好好睡。透過練習，重新認識自己，活化心靈，用 24 週的時間帶你擺脫失眠，回歸正常生活。

地址： 縣/市 鄉/鎮/市/區 路/街

段 巷 弄 號 樓

廣 告 回 函
台北郵局登記證
台北廣字第2780 號

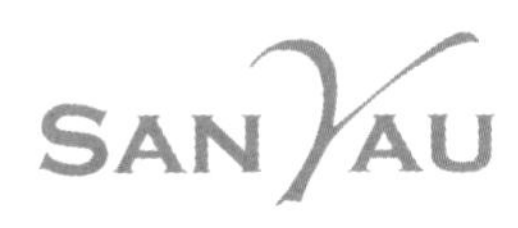

三友圖書有限公司 收

SANYAU PUBLISHING CO., LTD.

106 台北市安和路2段213號4樓

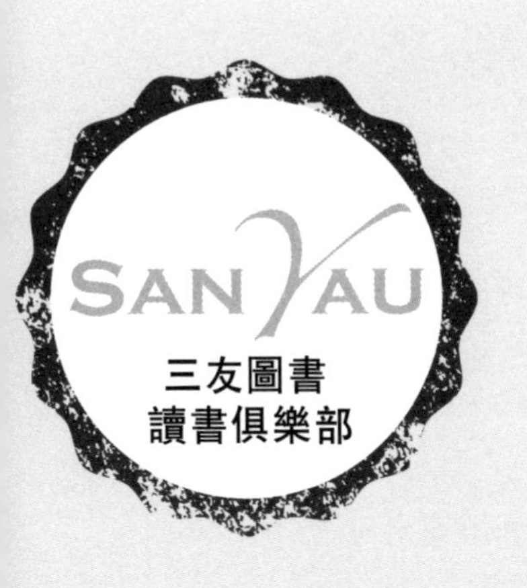

「填妥本回函，寄回本社」，

即可免費獲得好好刊。

\ 粉絲招募歡迎加入 /

臉書／痞客邦搜尋

「四塊玉文創／橘子文化／食為天文創

三友圖書——微胖男女編輯社」

加入將優先得到出版社提供的相關

優惠、新書活動等好康訊息。

四塊玉文創×橘子文化×食為天文創×旗林文化

http://www.ju-zi.com.tw

https://www.facebook.com/comehomelife

親愛的讀者：

感謝您購買《生酮飲食：擺脫脂肪、糖尿病、慢性病、高血壓、癌症……，從飲食改善體質》一書，為感謝您對本書的支持與愛護，只要填妥本回函，並寄回本社，即可成為三友圖書會員，將定期提供新書資訊及各種優惠給您。

姓名 ________________ 出生年月日 ________________

電話 ________________ E-mail ________________

通訊地址 ________________

臉書帳號 ________________

部落格名稱 ________________

1 年齡
□18歲以下　□19歲～25歲　□26歲～35歲　□36歲～45歲　□46歲～55歲
□56歲～65歲　□66歲～75歲　□76歲～85歲　□86歲以上

2 職業
□軍公教　□工　□商　□自由業　□服務業　□農林漁牧業　□家管　□學生
□其他 ________________

3 您從何處購得本書？
□博客來　□金石堂網書　□讀冊　□誠品網書　□其他 ________________
□實體書店 ________________

4 您從何處得知本書？
□博客來　□金石堂網書　□讀冊　□誠品網書　□其他 ________________
□實體書店 ________________ □FB（四塊玉文創／橘子文化／食為天文創 三友圖書 —— 微胖男女編輯社）
□好好刊（雙月刊）　□朋友推薦　□廣播媒體

5 您購買本書的因素有哪些？（可複選）
□作者　□內容　□圖片　□版面編排　□其他 ________________

6 您覺得本書的封面設計如何？
□非常滿意　□滿意　□普通　□很差　□其他 ________________

7 非常感謝您購買此書，您還對哪些主題有興趣？（可複選）
□中西食譜　□點心烘焙　□飲品類　□旅遊　□養生保健　□瘦身美妝　□手作　□寵物
□商業理財　□心靈療癒　□小說　□繪本　□其他 ________________

8 您每個月的購書預算為多少金額？
□1,000元以下　□1,001～2,000元　□2,001～3,000元　□3,001～4,000元
□4,001～5,000元　□5,001元以上

9 若出版的書籍搭配贈品活動，您比較喜歡哪一類型的贈品？（可選2種）
□食品調味類　□鍋具類　□家電用品類　□書籍類　□生活用品類　□DIY手作類
□交通票券類　□展演活動票券類　□其他 ________________

10 您認為本書尚需改進之處？以及對我們的意見？

____

感謝您的填寫，
您寶貴的建議是我們進步的動力！

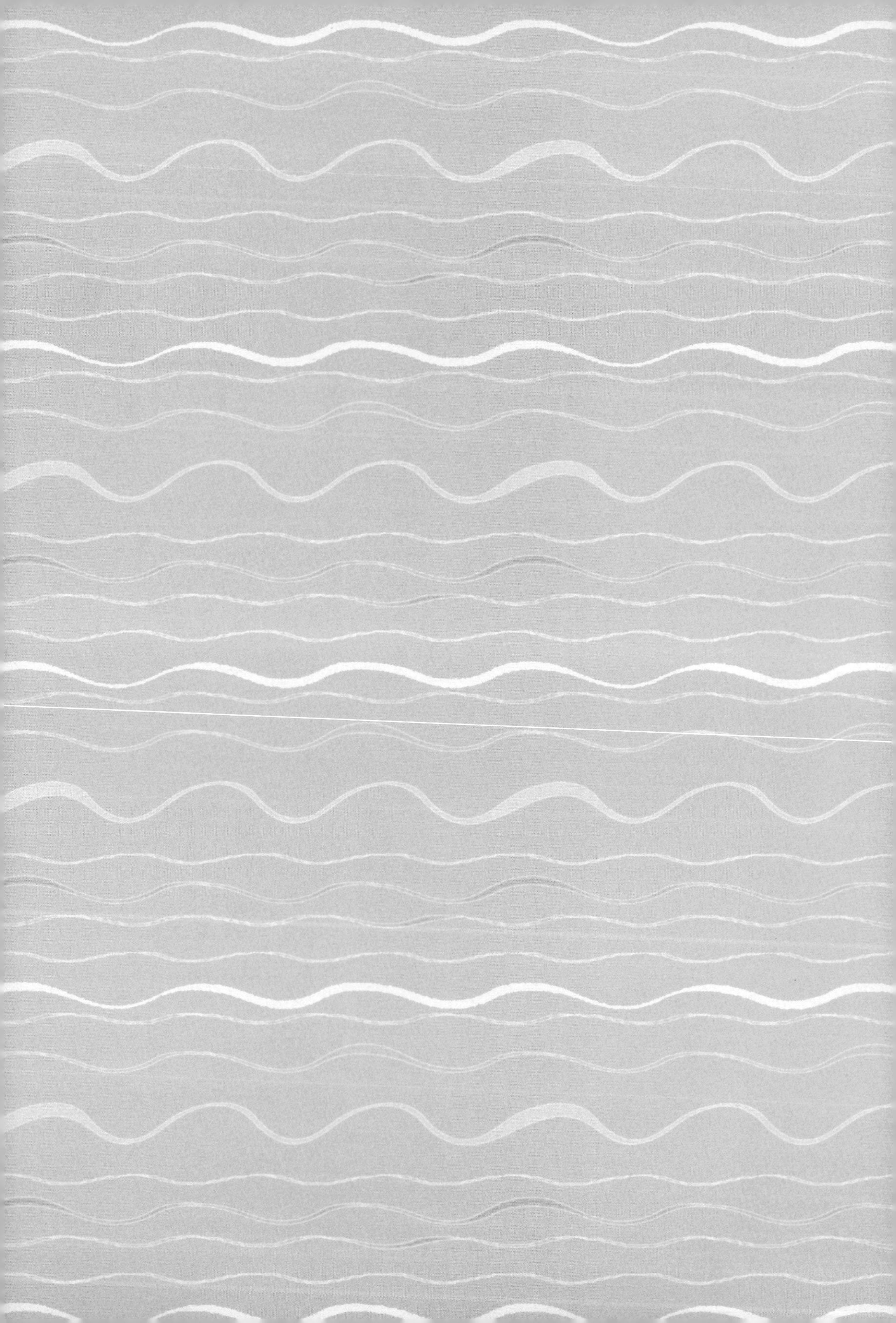